MATIÈRE MÉDICALE

DES

DÉPÔTS DE MENDICITÉ

DU ROYAUME.

A PARIS,

DE L'IMPRIMERIE ROYALE.

M. DCCLXXXIV.

MATIÈRE MÉDICALE

DES

DÉPÔTS DE MENDICITÉ

DU ROYAUME.

CHAPITRE PREMIER.

État des Drogues, tant simples que composées, qu'il faut tenir dans la Pharmacie d'un Dépôt.

CE Chapitre n'est qu'une liste des Drogues dont les unes n'ont encore subi aucune préparation pharmaceutique, & les autres sont déjà préparées, mêlées ou combinées.

On seroit obligé de répéter ce qui se trouve dans toutes les Pharmacopées, si l'on décrivoit ici la composition des grands remèdes officinaux; on la supposera donc connue, & l'on se bornera à l'exposition de leurs propriétés, & de celles des autres mixtes, dans un

Chapitre particulier, qui en indiquera en même temps les doses.

Pour mettre un peu d'ordre dans ce travail, on comprendra dans un article de ce Chapitre, sous la dénomination des *Drogues simples*, celles qui n'ont point encore passé par les mains du Pharmacien; & dans un autre article, sous le nom de *Médicamens composés*, ceux qui sont préparés, mélangés & conservés dans cet état.

ARTICLE PREMIER.
DES DROGUES SIMPLES.
Racines.

ACHE, Arrête-bœuf, Arum *ou* Pied-de-veau, Ariſtoloche ronde, Aſperge, Aunée.

Bardane, Bryone, Biſtorte.

Calamus aromaticus, Cabaret, Caprier, Chardon étoilé, Chardon roland, Chervis, Chiendent, grande Confoude, grande Chélidoine, Contrayerva.

Dompte-venin *ou* Aſclepias.

Ellebore noir.

Fougère mâle, Fenouil, Fraiſier.

Gentiane, Gin-ſing, Guimauve.

Hermodates.

Jalap, Ipecacuanha, Iris de Florence *ou* Flambe, Iris noſtras *ou* du pays, Yèble.

Méchoacan.

Nénuphar.

Oignon de ſcille, Oſeille.

Patience fauvage, petit Houx , Perfil, Pyrètre, Polipode.

Raifort, Réglifſe , Rhubarbe.

Salfepareille , Scorfonère , Serpentaire de Virginie , Squine , Simarouba , Jalap.

Tormentille, Thytimale , Turbith.

Valériane fauvage.

Herbes & Feuilles.

Abfinthe grande & petite , Aigremoine, Ache , Armoiſe.

Beccabunga , Bourrache , Buglofe , Bourſe à paſteur , Bardane , Bugle.

Cabaret , Capillaires , Cerfeuil , Chicorée fauvage , Ciguë , Cochlearia, Creffon, grande Chélidoine, Caillelait.

Dent - de - lion *ou* Piffenlit.

Epithyme, Eryſimum *ou* Vélar , Eufraiſe.

Fumeterre.

Germandrée , Guimauve , Gratiole.

Herbe à Robert, Hyffope.

Ivette , Joubarbe.

Lavande , Laurier, Lière terreftre.

Mauve, Méliffe , Menthe , Mercuriale , Millefeuille , Matricaire, Millepertuis, Marrube blanc, Myrthe.

Ortie piquante, Ofeille.

Pariétaire, Paquerette , Pervenche , Pimprenelle , Plantain, Perfil, Poirée, Pulmonaire, Pouliot, Pilofelle *ou* Oreille-de-fouris, Pyrole.

Ronce, Romarin, Rhue, Raifin d'Ours.

Scolopendre, Sauge, Scabieuſe, Scordium, Scorfonère, Senné, Sanicle, Serpolet.

Tabac, Tanéfie, Trèfle d'eau, Thym.

Vervene, Véronique mâle.

Fleurs & Sommités.

Aneth, Ancolie, Abfinthe.

Balauftes, Bourrache, Beuet, Bouillon blanc.

Camomille romaine & vulgaire, Cartame, Centaurée petite.
Genêt, Guimauve.
Lavande, Lys blanc.
Melilot, Mauve, Muguet, Millepertuis, Macis.
Ortie, Œillets.
Pêcher, Pavot rouge, Pivoine.
Roſes pâles, Roſes rouges.
Sureau, Stœchas, Safran.
Tilleul, Tanéſie, Tuſſilage.
Violettes, Verge d'or.

Semences.

Anil, Ache, Agnus caſtus, Aſperges, Arroche.
Bardane, Barbotine.
Carvi, Citrouille, Coriandre, Concombre, Courge, Cumin, Coing, bayes de Coqueret, Cartame *ou* Safran bâtard.
Épurge, Endive, Églantier, Épine-vinette.
Fenouil, Fenugrec.
Genêt.
Juſquiame.
Laitue, Lupin.
Millepertuis, Melon, Moutarde.
Nielle, Navet.
Orge, Orobe, Ortie.
Têtes de Pavot blanc, Perſil, Plantain, Pſyllium *ou* Herbe aux Puces.
Raifort, Roquette, Riz.
Sureau, Staphiſaïgre, Sumac, Saxifrage, Sagou.
Tanéſie, Taliétron, *ou* Sophia chirurgorum.
Violettes.

Fruits, Baies & Noix.

Amandes douces & amères.
Caſſe en bâtons, Coloquinte, Coing cynorhodon, Cyprès noix, Cornouille, Carouge.

Dattes.

Galle noix, Genièvre, *baies.*

Jujubes.

Kermès, *grains.*

Laurier, *baies.*

Myrthile, Marrons d'Inde.

Noix vomique, Nefles, Noyaux de pêches, Nerprun, *baies.*

Piſtaches, Pruneaux, Pignon d'Inde *ou* Palma chriſti.

Sorbes, Sebeſtes, Sureau, *baies,* Senné, *follicules,* Tamarins.

Aromates.

Clous de gérofle.

Galanga, grand & petit, Gingembre.

Macis, Muſcade.

Poivre long.

Écorces.

De Prunier ſauvage, d'Orange, de Chacarille, de Quinquina, de Simarouba, de Garou *ou* Bois-gentil, de Maronnier d'Inde, moyenne de Sureau, de Grenade, de Citron, Canelle.

Bois & Excroiſſances.

Agaric de Meleſe, de Chêne, Gayac, Santal citrin & rouge, Saſſafras, Gui.

Produƈtions Marines.

Ambre gris, Coralline de Corſe, Corail rouge, Éponge.

Gommes & Réſines.

Gomme ammoniaque, adraganth, arabique, aſſa-fœtida, benjoin, bdellium, camphre, Gomme elemi, euphorbe, galbanum, Gomme & réſine de gayac, Gomme-gutte, maſtic, myrrhe, encens oppoponax, Poix-réſine, Sagapenum, Sang de dragon, Réſine de ſtorax, Succin *ou* Karabé, Tacamahaca.

Résines liquides & Baumes naturels.

Baume de copahu, Baume du Pérou noir & blanc, Baume de tolu, Storax liquide, Térébenthine commune & de Venise.

Sucs condensés & concrets.

Acacia d'Égypte & d'Allemagne, Aloës fuccotrin, Suc de réglisse, Manne de Calabre, Miel, Opium, Sucre, Scammonée, Cachou.

Animaux.

Yeux d'écrevisse, Cantharides, Castoreum, Corne de cerf, Cochenille, Sang de Bouquetin, Colle de poisson, Musc, Os de Séche, Coquilles d'œufs, Poudre de vipère, Cire jaune & blanche, Axonge.

RÈGNE MINÉRAL.

Terres & Pierres.

Bol d'Arménie, Craye, Terre figillée, Pierre hématite, Chaux, Osteocolle.

Sels Naturels.

Alun de roche, Sel ammoniac, Borax, Vitriol blanc, bleu & vert, Nitre, Tartre, Sel d'Epfom.

Métaux & autres Matières minérales.

Antimoine crud préparé, Limaille d'acier préparée, Mercure, Soufre, Tutie.

ARTICLE SECOND.

DES MÉDICAMENS COMPOSÉS.

Espèces.

Amers, Carminatives, Céphaliques, Anti-afthmatiques, Cordiales, Diurétiques, Stomachiques, Pectorales, &c.

Poudres

Poudres préparées.

Trochiques alhandal, d'Agaric, d'Yeux d'écreviffes; Diagrède, Poudre de Vipère, de coquilles d'Œufs, d'Huîtres, d'Arum compofée, de Cantharides, d'Amidon, de Jalap, d'Iris de Florence, Cornachine, de Safran oriental, d'Ipecacuanha, de Quinquina, de Régliffe, de Coralline, poudre de Guttette, Anti-fpafmodique du Codex de Paris.

Syrops.

De Coquelicot, Diacode, de Guimauve, de Nerprun, Magiftral, Mercurial, de Chicorée compofée, d'Eryfimum, de Mûres, de Violettes, de Rofes pâles, de grande Confoude, des cinq racines apéritives.

Conferves.

De Cynorrhodon, de Rofes rouges, de Fumeterre, d'Abfinthe, d'Aunée.

Tablettes.

De Soufre.

Extraits.

De Cochlearia, de Genièvre, de Guayac, d'Aloès, de Fumeterre, de Trefle d'eau, de Lierre terreftre, de Gentiane, d'Ellébore, Panchimagogue.

Électuaires, Opiats, Confections.

Diafcordium Confection Hyacinthe, Thériaque, Catholicum double, Confection hamec, Électuaire lénitif, Hiera picra, Diaprun, Confection alkermès.

Pillules.

Balfamiques de *Morton*, de Cynogloffe, de Térébenthine, de Savon, Scillitiques de la Pharmacopée d'*Édimbourg*, Angéliques, Cochées majeures, Mercurielles du codex de Paris.

Miels.

Miel defpumé, Rofat, Mercurial, Scillitique & Violat.

Efprits & Liqueurs acides.

Efprit-de-vin camphré, Efprit de cochlearia, Efprit volatil de fel ammoniac, Efprit de vitriol, Huile de vitriol, Efprit de nitre, de foufre, Effence de *Rabel*, Liqueur minérale anodyne d'*Hoffmann*, Efprit de *Minderer*.

Liqueurs & Eaux diftillées.

Eau de canelle orgée & fpiritueufe, Eau-de-vie de guayac, Vulneraire *dite* d'arquebufade, Eau de Méliffe fimple & compofée, Eau de rofes, Eau de fcordium, de tilleul, de menthe, de fleurs d'orange.

Élixirs & Teintures.

Élixir de propriété, Teinture de myrrhe, d'Aloès, Élixir de vitriol de *Mynficht*, Lilium de *Paracelfe*, Teinture de mars, d'Ellébore noir, de Cachou, Laudanum liquide.

Baumes.

Tranquille, de Soufre térébenthiné.

Sels artificiels.

Sel végétal, Sel alkali volatil, Sel d'abfinthe, Terre foliée de tartre, Tartre vitriolé, Martial foluble, Sel de *Glauber*, de *Seignette*, Crême de tartre, Criftal minéral, Tartre ftibié.

Préparations Mercurielles.

Éthiops minéral, Panacée mercurielle, Mercure doux, Sublimé corrofif, Précipité rouge & blanc.

Préparations antimoniales.

Verre d'antimoine, Kermès minéral, Antimoine diaphorétique.

Préparations martiales.

Safran de mars, Terre cymmolée, Æthiops martial.

Préparations de Plomb.

La Cérufe, la Litharge, le Minium, Plomb calciné, Sel de faturne, Extrait de faturne.

Préparations du Cuivre.

Verdet de Montpellier.

Préparations d'Argent.

Pierre infernale.

Préparations de Chaux.

Pierre à cautère.

Préparations de Vitriol.

Pierre médicamenteufe, Eau ftyptique.

Préparations de Soufre & d'Alun.

Fleurs de foufre, Foie de foufre, Alun calciné.

Huiles & Graiffes purifiées & préparées.

Graiffe de porc, Huile d'amandes douces & amères, de lis, de camomille, d'olives, de lin, de laurier, rofat, de millepertuis.

Onguens.

D'Althea, Bafilicum, Baume d'*Arcæus*, blanc *Rhafis*, Cerat de *Galien*, Onguent de la mère, Onguent mercuriel fimple, double & quadruple, Onguent citrin, Populeum, de Styrax, Égiptiac, de Sureau.

Emplâtres.

De Ciguë, Diapalme, Diachilon gommé, Diabotanum, de Vigo cum Mercurio, de Mucilage, de Melilot, de Cumin, de Nuremberg, Véficatoire.

Mélanges & Remèdes qui font compris fous une dénomination particulière, & qu'il faut avoir tous prêts.

Les cinq Racines apéritives majeures.

Afperge, Fenouil, petit Houx, Ache, Perfil.

Les cinq Herbes émollientes.

La Mauve *ou* la Guimauve, la Branc - urfine *ou* l'Acanthe, la Mercuriale *ou* la Bette, la Pariétaire & les feuilles de Violier.

Les cinq Herbes capillaires.

Le Capillaire de Montpellier, le Capillaire blanc, le Cétérac, la Sauve-vie, la Scolopendre.

Les quatre Eaux cordiales.

Buglofſe, Bourrache, Rofes, Violettes.

Les quatre Eaux pleuritiques.

Chardon béni, Chardon Marie, Scabieufe, Piſſenlit *ou* Dent de lion.

Les quatre Onguens chauds.

L'Onguent *dit* Agrippa, l'On-guent *dit* Martiatum, l'Onguent d'Althea, l'Onguent nervin.

Les cinq Racines apéritives mineures.

Caprier, Chardon - roland, Chiendent, Arrête - beuf, Garence.

Les quatre Fleurs cordiales.

Bourrache, Buglofſe, Rofes, Violette.

Les quatre Semences chaudes majeures.

Anis, Cumin, Carvi, Fénugrec.

Les quatre Semences chaudes mineures.

Ammi, Amome, Ache, Daucus.

Les quatre Semences froides majeures.

Citrouille, Concombre, Courge, Melon.

Les quatre Semences froides mineures.	*Les quatre Farines résolutives.*
Chicorée, Endive, Laitue, Pourpier.	Orge. Seigle. Orobe. Lupin.
Les trois Huiles stomachiques.	*Les quatre Onguens froids.*
Huile d'Absinthe. Huile de Coing. Huile de Mastic.	L'Onguent blanc camphré. L'Onguent froid de Galien. Le Populeum. L'Onguent rosat de Mesué.

Espèces amères.

Racines sèches de Gentiane, deux onces; d'Aristoloche ronde, une once; feuilles sèches de grande Absinthe & de Germandrée, de chacune une once; sommités de petite Centaurée, fleurs de Camomille & de Sureau, de chacune une demi-once; feuilles de Scordium & de Tanésie, de chacune un gros. Faites du tout un mélange exact.

Espèces carminatives & stomachiques.

Racines de Panais, de Chervis, de Persil, de Calamus aromaticus, de chacune une once; feuilles sèches de Menthe, de Sauge, de petite Absinthe, *idem;* fleurs sèches de Lavande & de Camomille romaine, *idem;* graines d'Angélique, de Céleri, d'Anis, de Coriandre, de chacune un demi-gros; baies de Génièvre, un gros.

Espèces céphaliques.

Racines sèches de Valériane sauvage, une demi-once; de Pivoine & de Polipode, de chacune une once; branches tendres de Gui d'épine, une once & demie; feuilles sèches de Bétoine, une once; fleurs sèches de Bétoine, de Muguet *ou* de Tilleul, un gros; de Lavande, trois gros.

Espèces cordiales.

Racines sèches d'Angélique odorante & de Calamus aromaticus, de chacune une demi-once; de Bénoite, un gros; feuilles de Mélisse, de Chardon béni, de Scabieuse, de Bourrache, de Scordium, de chacune une once; fleurs de Verge-d'or, de Roses de Provins, de chacune un gros; Poivre de la Jamaïque, trois gros.

Espèces diurétiques.

Racines de Bardane, de Chauffe-trappe, de Perfil, de Pareirabrava, de chacune une once; feuilles de Pariétaire, deux onces; graine de Lin, une demi-once.

Espèces pectorales.

Racines sèches de Guimauve, de Régliffe, de chacune une once; feuilles sèches de Capillaire de Montpellier, de Lierre terreftre, de chacune fix gros; fleurs sèches de Millepertuis, de Tuffilage, de Coquelicot, de chacune deux gros.

Espèces anti-afthmatiques.

Racines de Méum, d'Iris de Florence, de Calamus aromaticus, de chacune une once; d'Aunée, une demi-once; de Régliffe, deux onces; feuille d'Hyffope & de Lierre terteftre, de chacune une once; Marrube blanc, trois gros; fleurs de Millefeuille & de Sureau, de chacune deux gros; fleurs de Melilot, un demi-gros, d'Anis, un gros; baies de Genièvre, deux gros; bois de Saffafras, trois gros.

Espèces vulnéraires.

Racines d'Aunée, de grande Confoude, de Tormentille, d'Afclepias, de chacune une demi-once; de Régliffe, fix gros; feuille de pied de Lion, de Sanicle, de Plantain, de Pilofelle ou oreille de Souris, de Millepertuis, d'Aigremoine, de Pimprenelle, de Bugle, de Verge d'or, de Paquerette, de chacune une demi-once; femence de Fenouil, fix gros.

Espèces Aſtringentes.

Roſes rouges, une once; Écorce de Grenade, une demi‑once; noix de Cyprès, un gros; noix de Galle, grappe de Sumach, de chacun un demi-gros; feuilles de Pervenche, une demi-once; ſemences de Talictron, un gros; Cachou brut, un demi gros.

Eſpèces Anti-néphrétiques.

Racine de Régliſſe, une once & demie; de Perſil & de Fenouil, de chacune deux onces; Iris de Florence, une once; fleurs de Mauve & de Guimauve, de chacune ſix gros; ſemences de Fenouil & de Saxifrage, *idem;* Pois rouges, ſix onces; Jujubes, figues, de chacune, n.° 30; Orge mondé & lavé, trois onces.

Vins & Liqueurs à conſerver.

Vin d'Abſinthe, vin Scillitique, vin Anti-ſcorbutique, vin de Quinquina, vin Émétique du Codex de Paris.

Vinaigre Scillitique, Vinaigre anti-Septique *ou* des Quatre-voleurs.

Poids & meſures des formules de cette matière médicale.

Gr. Le grain équivaut le grain d'orge ordinaire.

Э. Le Scrupule pèſe vingt-quatre grains.

ℨ. Le gros *ou* dragme contient trois Scrupules.

℥. L'once, huit gros.

℔. La livre, ſeize onces.

P. La pinte, deux livres.

M. La manipule, autant que la main peut en contenir, ou trois pincées.

Pug. La pincée, ce que le pouce & les deux premiers doigts comprennent.

Cochl. La cuiller équivaut une demi-once.

Gutt. La goutte, ce qui tombe d'une bouteille en une goutte.

CHAPITRE II.

Des doses des Médicamens simples & composés, par ordre alphabétique.

ABSINTHE, grande & petite; Sommités * sèches en infusion sur ℔j de liqueur, depuis p. j jusqu'à p. ij; en substance, depuis ℈j jusqu'à ℈ij; en extrait, depuis Gr. x jusqu'à ʒß; le Sel lixiviel, depuis Gr. vj jusqu'à xx; son Syrop sur ℔j de liqueur, depuis ʒij jusqu'à ʒß; son Vin, depuis ℥ij jusqu'à ℥iv; sa teinture, depuis vj jusqu'à xij gouttes.

Ache; la racine récente en décoction, depuis ʒß jusqu'à ʒj sur ℔j de liqueur; son suc, depuis ℥iij jusqu'à ℥vj.

Agaric de mélese; en infusion dans ℔j de liqueur, depuis ʒß jusqu'à ʒj; en substance, depuis ℈j jusqu'à ℈ij; ses trochiques, depuis Gr. viij jusqu'à ℈j, en substance; & depuis ℈j jusqu'à ℈ij dans ℥iv ou ℥vj de liqueur, en infusion ou en décoction.

Aigremoine; les feuilles récentes jusqu'à Mj, sur une livre de décoction.

Alkekenge; Gr. vj jusqu'à viij, sur une livre d'émulsion ou de décoction; Gr. vj, sur ℥viij de vin, à prendre en deux doses; le Suc exprimé jusqu'à ℥ij.

Aloès, comme purgatif, sous forme pillulaire, depuis Gr. vj jusqu'à Gr. xviij; comme altérant, depuis Gr. j jusqu'à iv; sa teinture ne s'emploie qu'extérieurement.

Alun de roche; sa solution, depuis Gr. viij jusqu'à ℈j sur ℔j d'eau, à prendre en plusieurs fois; sous forme bolaire, depuis Gr. ij jusqu'à viij; mais l'usage intérieur de ce remède n'est pas très-sûr.

---

* Il est bon d'avertir que les Racines, Feuilles & Fleurs sèches, s'emploient à une dose moitié moindre que les fraîches.

Ambre

Ambre gris; depuis Gr. ß jusqu'à Gr. ij au plus, dans un verre de vin, ou incorporé avec le jaune d'œuf & le sucre, sous forme pillulaire.

Ambre jaune, succin ou karabé, depuis Gr. vj jusqu'à Əj & plus, dans un œuf, un bouillon, ou un autre véhicule convenable; sa teinture, depuis goutt. x jusqu'à goutt. xxiv; son huile, depuis goutt. ij jusqu'à vj; son esprit depuis goutt. vj jusqu'à xv.

Ammoniac; (Gomme) depuis Əß jusqu'à Əj en bol, Pillule ou émulsion.

Ammoniac; (Sel) depuis Gr. xij jusqu'à xxx, sur ℔j de liqueur; & en substance, son esprit depuis goutt. vj jusqu'à xij, dans un véhicule.

Aneth; sa semence en infusion sur ℔j de liqueur, depuis Gr. xx jusqu'à Əj; la moitié de cette dose en substance.

Angélique; sa racine sèche, depuis Əj jusqu'à ʒß en substance; le double en infusion.

Anis; depuis Gr. x jusqu'à ʒß en substance; le double en infusion.

Antimoine crud préparé; depuis Gr. vj jusqu'à xx, & plus en substance; depuis Əß jusqu'à Əj, sur une livre de décoction; son verre, depuis Gr. ij jusqu'à iv; son foie, *idem;* le Safran des métaux, *idem;* mais ces trois derniers remèdes ne sont plus usités.

L'Antimoine diaphorétique; depuis Gr. iv jusqu'à Əj.

Argentine; le suc de la plante, depuis ʒiij jusqu'à iv; ses feuilles sèches en décoction, jusqu'à Mß, & en infusion le double, sur ℔j de liqueur.

Aristoloche ronde; sa racine en substance, depuis Gr. xij jusqu'à Əß; en infusion, depuis ʒj jusqu'à ʒjv, & en décoction, depuis ʒß jusqu'à ʒiij, pour ℔j de liqueur.

Armoise; ses feuilles sèches en décoction, jusqu'à Mß, sur liqueur ℔j; son eau distillée, depuis ʒij jusqu'à iv.

Arrête-bœuf; racine récente en décoction, depuis ʒß jusqu'à ʒj; en infusion, depuis ʒj jusqu'à ij, sur ℔j de liqueur.

C

Arroche *ou* Atriplex, efpèce de bette qui n'eft point ufitée, ou qui l'eft comme la bette ordinaire.

Afperges fauvages & de jardin; la racine sèche, depuis ʒiij jufqu'à ℥j, fur ℔j de liqueur en décoction.

Aunée; fa racine en fubftance, depuis ʒß jufqu'à ʒj; racine sèche, depuis ʒj jufqu'à ij en décoction; & depuis ʒij jufqu'à ℥ß, fur ℥viij d'infufion; fa conferve, depuis ʒj jufqu'à ij; fon extrait, depuis ℈j jufqu'à ij; fon Vin, depuis ℥ij jufqu'à iij, pour une dofe.

Aurone; fes feuilles sèches, depuis p. j jufqu'à ij, fur ℔j d'infufion.

Barbotine *ou* Semen-contra; en fubftance, jufqu'à ʒß; en décoction jufqu'à ʒj; & en infufion jufqu'à ʒij, fur liqueur ℔j.

Bardane; la racine sèche, depuis ʒij jufqu'à ℥ß, en décoction fur ℔j de liqueur; en fubftance, depuis ℈j jufqu'à ij; la poudre de fa femence jufqu'à ʒj dans ℔j de décoction; la femence pour ℔j d'émulfion, jufqu'à ʒiij.

Baume de Copahu; depuis goutt. x jufqu'à xx, dans un jaune d'œuf, un bouillon, ou avec un peu de fucre & de poudre de régliffe.

Baume du Pérou; *idem*, pour le liquide; le fec, depuis Gr. iv jufqu'à xij, dans une liqueur fpiritueufe, ou pour un bol.

Baume du Commandeur; depuis goutt. iv jufqu'à xx, fur ℥iv de liqueur.

Baume de Fioraventi; *idem*.

Baume de Soufre anifé; depuis goutt. ij jufqu'à xij, en bol.

Baume de Soufre térébenthiné; depuis goutt. ij jufqu'à viij.

Bayes de Genièvre; depuis ʒß jufqu'à ʒj, en infufion, dans liqueur ℔j; leur extrait, depuis ʒß jufqu'à ʒj; leur eau diftillée, depuis ℥ij jufqu'à vj.

Bayes de Laurier; en fubftance, depuis ℈ß jufqu'à ℈j; le double en infufion dans liqueur ℔j; les feuilles en guife de thé; l'électuaire fait avec ces baies, depuis ʒj jufqu'à ʒiß.

Bayes de Nerprun; on ne les emploie, ni en fubftance, ni en infufion; le fyrop fe prefcrit, depuis ℨß jufqu'à ℥j, dans un véhicule convenable.

Bdellium; fous forme folide, depuis ℈ß jufqu'au ℈j.

Becabunga; mêmes dofes & préparations que le Creffon; *Voyez* Creffon.

Bella-dona; eft inufité, ou doit l'être, à caufe de fon danger.

Benjoin; en fubftance fous forme sèche, depuis Gr. vj jufqu'à ℈ß; fes fleurs, depuis grain j jufqu'à vj, fous forme folide, ou dans un œuf frais.

Benoite; fa racine sèche en fubftance, depuis ʒß jufqu'à ʒj; le double en décoction; le triple en infufion, fur chaque livre de liqueur.

Bétoine; les feuilles & les fleurs sèches, en guife de thé; la poudre des feuilles jufqu'à ʒj; l'eau diftillée jufqu'à ℥iv; on fe fert du fuc & de la poudre pour fternutatoires; & des feuilles féchées en manière de tabac, pour fumer.

Beurre de Cacao, fe donne depuis ℈ß jufqu'à ʒj, feul, ou mêlé avec d'autres remèdes.

Blanc de Baleine; eft inufité pour l'intérieur. ·

Bois de Guayac; inufité en fubftance; fa raclure, jufqu'à ℥j pour ℔ij d'eau, en décoction; fa réfine, depuis Gr. vj jufqu'à xv en fubftance, ou dans un véhicule convenable de ℥iv; fa gomme, depuis Gr. viij jufqu'à ℈j; fon huile n'eft point employée intérieurement; mais elle eft très-efficace contre les caries.

Bois Néphrétique; fa raclure en décoction, depuis ʒij jufqu'à vj, fur ℔j de liqueur.

Bol d'Arménie; doit être profcrit, comme nuifible.

Borax; depuis Gr. vj jufqu'à xij, dans un verre de liqueur appropriée.

Bouillon blanc; les fleurs en guife de thé.

C ij

Bouquetin, fang préparé; depuis Gr. vj jufqu'à xviij, dans un verre de liqueur.

Bourrache; fes feuilles sèches, depuis Mß jufqu'à Mj en décoction, fur ℔j de liqueur; fon fuc, depuis ℨij jufqu'à iv; fon eau diftillée, *idem;* fa conferve, *idem;* l'ufage de fes feuilles eft à l'extérieur; elles font émollientes.

Brunelle; feuilles & fleurs sèches en décoction légère, jufqu'à Mj; le double en infufion, pour ℔ij de liqueur.

Bryone; racines sèches en décoction, dans ℔j de liqueur, depuis ʒij jufqu'à ʒiv; fa poudre, depuis Ͽj jufqu'à ij; fon fuc, dans un bouillon, depuis ʒij jufqu'à ℨß; fa fécule, depuis Gr. x jufqu'à Ͽj; celle-ci eft inufitée.

Bugle; fes feuilles sèches en décoction jufqu'à Mj, pour liqueur ℔j; leur fuc, depuis ℨj jufqu'à iv.

Buglofſe; fes feuilles sèches jufqu'à Mj pour ℔j de décoction; le fuc, depuis ℨij jufqu'à iv, pluſi urs fois dans le jour.

Cabaret; fa racine en fubftance, depuis Gr. xv jufqu'à Ͽj; le double de la sèche en décoction pour ℨviij de liqueur; fa poudre eft fternutatoire.

Cacao. *Voyez* Beurre.

Cachou; en fubftance, depuis Gr. x jufqu'à xxx; en décoction, depuis ʒß jufqu'à ʒj fur liqueur ℔j.

Caille-lait; fes fleurs en manière de thé; en fubftance, depuis Gr. vj jufqu'à xij & plus; le fuc de la plante, depuis ℨß jufqu'à ℨj.

Calament; fes feuilles sèches en guife de thé.

Calamine, pierre, ufage extérieur; elle eft defficative.

Camomille vulgaire & romaine; fleurs sèches en infufion, depuis p. j jufqu'à ij pour ℔ de liqueur; leur fuc fort rarement employé jufqu'à ℨij; leur extrait, depuis Ͽj jufqu'à ʒß; en poudre, depuis Gr. xij jufqu'à Ͽj; on s'en fert auffi extérieurement.

Camphre; depuis Gr. j jufqu'à viij, & plus même, plufieurs fois dans le jour, dans un véhicule fpiritueux ou huileux, feul ou mêlé avec d'autres remèdes, comme avec le Nitre.

Canellle ; en fubftance, depuis Gr. iv jufqu'à xv ; dans un véhi-cule fpiritueux, depuis ℈ß jufqu'à ʒß ; l'eau de Canelle orgée, depuis ℥ß jufqu'à ℥ij ; la fpiritueufe, depuis ʒij jufqu'à ℥j.

Cantharides ; leur ufage intérieur doit être profcrit : il y a cepen-dant des Praticiens prudens qui ont obtenu de grands fuccès de ce remède pris à petites dofes, dans les relâchemens de la veffie.

Capillaires ; fe prennent en guife de Thé.

Caprier ; la racine sèche en infufion dans un véhicule aqueux ou fpiritueux, depuis ʒij jufqu'à ℥ß, fur ℔j de liqueur ; en fubftance depuis ʒß jufqu'au double dans ℥iv de Vin blanc.

Cardamome ; ce fruit eft employé dans un véhicule fpiritueux, depuis ℈ij jufqu'à ʒß : peu ufité.

Carline ; fa racine sèche en fubftance, depuis ʒß jufqu'à ʒj ; le double en décoction, fur liqueur ℔ij.

Carouge ; ce fruit s'emploie en décoction, depuis ℥ß jufqu'à ℥j, fur liqueur ℔j.

Carthame *ou* Safran bâtard ; fa graine fe donne en fubftance, depuis ʒß jufqu'à ij ; & pour une émulfion, depuis ʒij jufqu'à iv.

Cafcarille ; cette écorce fe prefcrit pour ℥iv de liqueur en infu-fion, depuis ℈j jufqu'à ij ; en fubftance, depuis Gr. xv jufqu'à ℈j ; fon extrait, depuis ʒj jufqu'à ij.

Caffe ; la pulpe fe donne depuis ℥ß jufqu'à ℥ıß : chaque once de pulpe équivaut à ℥iij & plus de Caffe fraîche en bâton.

Caffis ; le fruit s'ordonne délayé dans ʒiv d'eau, jufqu'à once & demie : peu ufité.

Caftoreum ; en fubftance, depuis Gr. vj jufqu'à xx ; fa teinture, depuis gutt. x jufqu'à xxx, dans un véhicule.

Catapuce, Épurge *ou* Thytimale ; prefque inufité, comme trop violent ; la dofe de la femence en fubftance, depuis Gr. ij jufqu'à vj.

Catholicum double, depuis ʒij jufqu'à ℥j, & plus.

Centaurée, petite ; les fommités en fubftance, depuis ʒß jufqu'à ʒıß, en infufion ; lorfqu'elles font sèches, depuis ℥ß jufqu'à ℥ij, pour chaque livre de véhicule ; fon extrait, depuis ʒj jufqu'à ij ; fon fel effentiel & le lixiviel, depuis ℈j jufqu'à ℈ij.

Centinode *ou* Renouée; la plante sèche se prescrit jusqu'à Mj, pour ℔j de décoction; le suc, depuis ℥ij jusqu'à iij; l'eau distillée, sans vertu.

Ceterac; est une herbe capillaire.

Cévadille; pour l'extérieur, contre les Morpions, & comme cathérétique.

Chardon béni; ses feuilles sèches, depuis Mß jusqu'à Mj pour ℔j de décoction; son suc, depuis ℥j jusqu'à ij; son eau distillée, depuis ℥ij jusqu'à ℥iv; sa semence, dans une émulsion, depuis ʒij jusqu'à ℥ß.

Chardon Roland; l'écorce de sa racine fraîche, jusqu'à ℥j pour ℔j de décoction.

Chauffe-trape; l'écorce récente de sa racine, *idem;* en substance, jusqu'à ℥j, dans ℥iv de véhicule spiritueux, à plusieurs reprises dans la journée; le suc des feuilles, depuis ℥iij jusqu'à iv.

Chelidoine, grande; la racine sèche, infusée dans ℔j de liqueur vineuse, depuis ℥iij jusqu'à iv.

Chiendent; depuis ʒj jusqu'à ij, sur chaque livre de liqueur en décoction.

Chicorée Sauvage, comme la Buglosse & la Bourrache.

Ciguë; employée en extrait, en commençant par Gr. j, suivant la méthode de *Storck.*

Cimolée, (terre) employée extérieurement seulement, comme résolutive & astringente.

Cinnabre; naturel ou factice, en bol, depuis Gr. ij jusqu'à vj.

Cinolosse; sa racine récente, ℥ß jusqu'à ℥j; ses feuilles vertes, jusqu'à Mj, en décoction pour ℔j de liqueur; peu usité. Nous parlerons plus bas des Pillules de Cinoglosse, à la lettre P.

Cloportes; Poudre de nulle valeur; étant écrasées, on en met depuis ʒij jusqu'à ℥ß sur ℥iv de véhicule.

Coloquinte; en décoction, depuis Gr. xij jusqu'à Ɔj, dans une décoction de ℥viij; & en substance, depuis Gr. ij jusqu'à viij; l'un & l'autre remèdes ne doivent pas être employés.

On ne fe fert que des trochiques alhandal, dont on parlera ci-après.

Concombres fauvages; on ne fe fert que du fuc épaiffi, connu fous le nom d'*elaterium*, depuis Gr. ij jufqu'à x.

Confection alkermès; depuis Əj jufqu'à ij.

Confection hyacinthe; *idem.*

Confection hamek; depuis ʒß jufqu'à iv.

Confoude grande; on fait peu d'ufage de la racine en fubftance, depuis ʒß jufqu'à ʒj; on emploie beaucoup la racine récente en décoction, depuis ʒj jufqu'à Ʒß fur ℔j de liqueur; fon fyrop, depuis Ʒß jufqu'à Ʒj, fur la même quantité de liqueur.

Contrayerva; racine sèche en fubftance, depuis Əj jufqu'à ʒß; le double en infufion ou en décoction légère d'une livre.

Coqueret; s'emploie depuis n.° vj jufqu'à viij, pour émulfion ou décoction de ℔j; le fuc exprimé fe prefcrit à la dofe de Ʒj.

Corail; le rouge ufité comme abforbant, depuis Gr. xv jufqu'à ʒj.

Coralline préparée en trochiques, depuis Əj jufqu'à ʒj.

Coriandre; fa femence en fubftance, fe prefcrit jufqu'à la dofe de ʒß; le double dans une infufion d'une livre de liqueur.

Corne de Cerf préparée; fa raclure jufqu'à Ʒß fur liqueur en décoction ℔j; fa gelée, jufqu'à Ʒj plufieurs fois dans le jour; fon fel volatil, depuis Gr. ij jufqu'à x, dans un véhicule convenable; fon efprit volatil, depuis gutt. iv jufqu'à x, pareillement dans une liqueur appropriée.

Craye; profcrite intérieurement, comme inutile.

Crême de tartre; depuis ʒß jufqu'à ʒj, dans une décoction, avec eau ℔j.

Creffon; en infufion, jufqu'à Mj pour un apofème de ℔j; le fuc, depuis Ʒij jufqu'à iij & iv.

Criftal minéral. *Voyez* Nitre.

Cubebes; en fubftance, depuis Gr. vj jufqu'à Əj; le double pour une infufion de ℔j.

Cumin; la femence en fubftance jufqu'à ʒß; le double pour une infufion de ℔j.

Cuſcute *ou* Épithyme; en ſubſtance, depuis ʒß juſqu'à ʒj; le double & le triple dans une décoction de ℔j.

Dattes; on en fait cuire ſept à huit ſans noyaux dans un bouillon, ou une douzaine dans deux livres d'eau.

Décoction blanche; eſt un remède compoſé avec la corne de Cerf calcinée, & la mie de pain blanc, le ſuc & l'eau de fleurs d'orange. On en boit une ou deux pintes par jour.

Dent de Lion; les racines & les feuilles récentes, depuis ʒ̷j juſqu'à ʒ̷ij par chaque livre de décoction; le ſuc de la plante, depuis ʒ̷ij juſqu'à iv, pluſieurs fois dans le jour.

Diagrède; depuis Gr. iij juſqu'à Gr. **xv**, ſous forme sèche.

Diaphénix; depuis ʒj juſqu'à iij; mais on ne s'en ſert guère qu'en lavemens, depuis ʒ̷j juſqu'à ʒ̷ij.

Diaphorétique minéral, le même qu'Antimoine diaphorétique.

Diaprun; le ſimple, depuis ʒ̷j juſqu'à ʒ̷ij; mais il n'eſt point uſité. On ſe ſert du Diaprum ſolutif, c'eſt-à-dire, de celui auquel on a ajouté la Scamonée, dont la doſe eſt depuis ʒj juſqu'à ʒij.

Diaſcordium; depuis Gr. xij juſqu'à ʒß.

Dictame blanc *ou* Fraxinelle; la doſe de la racine en ſubſtance, eſt depuis ʒß juſqu'à ʒj; en infuſion pour ℔j d'eau, depuis ʒij juſqu'à ʒ̷ß.

Dictame de Crète, inuſité; les feuilles en ſubſtance, depuis Ɔj juſqu'à Ɔij; le double en iufuſion dans ℔j de liqueur.

Dompte venin, peu en uſage; la racine sèche, depuis ʒ̷ß juſqu'à ʒ̷j pour ℔ij de décoction; en ſubſtance, depuis ʒß juſqu'à ʒj.

Eau de luce. *Voyez* Eſprit volatil de ſel Ammoniac, au mot *Ammoniac,* même doſe dans une liqueur appropriée.

Eau de fleurs d'Oranges, depuis xx gutt. juſqu'à ʒ̷ß.

Eau de frai de Grenouilles; uſage extérieur.

Eau des trois noix, depuis ʒ̷j juſqu'à ʒ̷iv.

Eau de Rabel, depuis gutt. v juſqu'à xx, dans une liqueur appropriée.

Eau

Eau de Rofes, depuis ʒ ß jufqu'à ʒj.

Eau de Goudron, depuis ʒiv jufqu'à ʒvj.

Écailles d'Huître, depuis Gr. x jufqu'à Ɵj.

Écreviffes; yeux & pattes préparées, comme les écailles d'Huître.

Élemi, gomme; ufage externe.

Élixir de *Garus,* depuis ʒj jufqu'à ʒij.

Élixir de propriété, depuis gutt. iv jufqu'à gutt. xx, dans une liqueur appropriée.

Élixir de Stougthon, depuis gutt. xij jufqu'à gutt. xx & plus.

Endive. *Voyez* Chicorée.

Épine-vinette *ou* Berberis; le fuc, depuis ʒ ß jufqu'à ʒj; les fruits fecs, depuis ʒij jufqu'à ʒß, dans une demi-pinte de décoction; le fyrop, depuis ʒß jufqu'à ʒjß.

Épithym. *Voyez* Cufcute.

Éponge d'églantier, Cynorrhodon *ou* Gratte-cul. Ce fruit récent, mondé & féparé de fa graine, s'emploie depuis ʒß jufqu'à ʒj, pour une livre de décoction; & fec, depuis ʒj jufqu'à ʒ ij; fa conferve, depuis ʒj jufqu'à ʒij.

Épurge. *Voyez* Catapuce.

Efquine *ou* Squine; en fubftance, depuis Ɵj jufqu'à ʒß; en décoction fur ℔j de liqueur, depuis ʒj jufqu'à ʒ vj.

Efule; l'écorce de la racine sèche, après avoir été macérée pendant vingt-quatre heures dans le vinaigre, fe prefcrit en fubftance, depuis Ɵß jufqu'à Ɵj, & le double en infufion.

Éthiops martial; depuis Gr. iv jufqu'à Gr. xij, fort ufité.

Eupatoire vulgaire. Les feuilles & les fommités fe prefcrivent à la dofe de Mß jufqu'à Mj, pour chaque livre de décoction; le fuc, depuis ʒij jufqu'à ʒiv.

Euphraife; la plante sèche, en manière de thé.

Extrait panchymagogue, depuis Gr. x jufqu'à Gr. xv.

Fénouil commun *ou* Germanique *&* le Doux; l'écorce de fa

racine fraîche, depuis ℥ß jufqu'à ℥j dans ℔j de décoction; le fuc, depuis ℥ij jufqu'à ℥iv, pendant plufieurs jours; la femence en poudre, depuis ℈j jufqu'à ℈ij; en infufion dans ℥iv de liqueur, depuis ʒj jufqu'à ʒij; fon eau diftillée employée extérieurement.

Fénu-grec; *idem*, pour l'ufage de la femence; mais elle eft plus fouvent employée extérieurement en lavement & en mucilage.

Féve de marais; écorce sèche, depuis ʒij jufqu'à ℥ß; eau diftillée, depuis ℥ij jufqu'à ℥iv; fel effentiel, depuis ʒß jufqu'à ʒj; lixiviel, comme fel de Genêt. *Voyez* Genêt.

Fer *ou* Mars; depuis Gr. iv jufqu'à Gr. xij. *Voyez* Limaille de fer, Teinture de Mars, Sel de Mars apéritif & aftringent.

Fleurs de Mufcade. *Voyez* Macis.

Fleurs de Benjoin. *Voyez* Benjoin.

Fleurs de Soufre. *Voyez* Soufre.

Fougère mâle & femelle; la racine sèche, depuis ʒij jufqu'à ℥ß pour chaque livre de décoction; en fubftance, depuis ℈j jufqu'à ʒj & plus.*

Foie d'Antimoine. *Voyez* Antimoine.

Frai de Grenouilles; ufages extérieurs.

Fraifier; racines sèches, depuis ʒij jufqu'à iij pour ℔j de décoction.

Fraxinelle. *Voyez* Dictame blanc.

Frêne; racine & tige en fubftance, depuis ʒß jufqu'à ʒj; sèches pour ℔j de décoction, depuis ʒj jufqu'à ʒij.

Fumeterre; feuilles sèches, jufqu'à Mj pour chaque livre d'infufion ou de légère décoction; fon fuc, depuis ℥ij jufqu'à ℥iv; fon extrait, depuis ʒß jufqu'à ʒj; fon eau diftillée, comme véhicule.

Galanga; racine en fubftance, depuis Gr. vj jufqu'à ℈j; & la sèche en infufion dans ℥iv d'une liqueur fpiritueufe, depuis ℈j jufqu'à ʒj.

Galbanum ; fous forme pilulaire, depuis Gr. iv jufqu'à ℈j ; il eſt plus fouvent employé pour l'extérieur.

Garance ; racine sèche, depuis ʒj jufqu'à ℥ß pour ℔j de décoction légère ou d'infufion.

Garou. *Voyez* Thimelée.

Gayac. *Voyez* Bois.

Genêt ; femence en fubftance, depuis ℈j jufqu'à ℈ij ; fel lixiviel, depuis ʒj jufqu'à vj dans une pinte de vin blanc ; cendres, ʒij par livre de véhicule aqueux ou vineux. La leſſive aqueufe fe boit par verres dans la journée ; la vineufe, depuis ℥ij jufqu'à iv.

Genièvre. *Voyez* Baies.

Gentiane ; racine sèche, depuis ʒj jufqu'à ʒij, pour ℔j d'infufion ; en fubftance, depuis ℈j jufqu'à ℈ij ; fon extrait, *idem.*

Germandrée ; même dofe, préparation & ufage que la petite centaurée.

Gingembre ; peu en ufage en Médecine ; en fubftance depuis Gr. vj jufqu'à ℈j.

Girofles ; (clous de) en fubftance, depuis Gr. iv jufqu'à Gr. viij ; le double dans une infufion fpiritueufe ; la teinture, depuis gutt. vj jufqu'à gutt. x , l'huile depuis gutt. ij jufqu'à gutt. vj, dans un véhicule.

Glayeul *ou* Iris. *Voyez* Iris.

Goudron. *Voyez* (Eau de).

Gouttes d'Angleterre ; depuis gutt. iv jufqu'à gutt. xv dans un véhicule.

Gouttes anodines minérales d'Hoffmann ; depuis gutt. vj jufqu'à gutt. xx.

Gouttes de *Sydenham, ou* Laudanum liquide ; depuis gutt. viij jufqu'à gutt. xxv.

Graine barbotine. *Voyez* Barbotine.

Graine de Paradis. *Voyez* Cardamum.

Gratiole ; la plante en fubftance, depuis Gr. x jufqu'à Gr. xx ; en infufion de ℥iv, depuis ℈j jufqu'à ℈ij ; en lavemens, depuis Mß jufqu'à Mj.

Grenade ; fleurs sèches en fubftance, depuis ℈j jufqu'à ℈ij ; le double dans ℥iv d'infufion ; l'écorce en fubftance depuis ʒß jufqu'à ʒj ; en décoction légère ou en infufion pour ℔j, depuis ʒij jufqu'à ℥ß ; le fyrop depuis ℥ß jufqu'à ℥ij.

Guimauve ; racine sèche pour ℔j de décoction, depuis ʒij jufqu'à ʒiij ; les fleurs en guife de thé.

Hellébore noir du commerce ; fon extrait, depuis Gr. viij jufqu'à ℈j ; l'hellébore blanc inufité.

Hématite, pierre martiale fulfureufe ; depuis Gr. vij jufqu'à Gr. xx en poudre, peu ufitée intérieurement, mais fort [employée pour l'extérieur.

Herbe aux cuillers *ou* Cochlearia ; feuilles récentes infufées dans une livre d'eau, depuis Mß jufqu'à Mj ; fon fuc, depuis ℥j jufqu'à ℥iij ; fon extrait depuis ʒß jufqu'à ʒj ; fon efprit, depuis gutt. vj jufqu'à gutt. x, dans un véhicule.

Herbe à pauvre homme. *Voyez* Gratiole.

Herbe aux poux. *Voyez* Staphifaigre ; femence, ufage extérieur.

Herbe aux puces. *Voyez* Pfyllium.

Herbe à Robert *ou* Geranium ; en fubftance, depuis ℈j jufqu'à ʒß pour une livre d'infufion ; on prefcrit la plante entière fraîche, depuis Mß jufqu'à Mj.

Herniole *ou* Turquette, les deux efpèces ; la plante sèche pour ℔j d'infufion, depuis pug. ij jufqu'à pug. iij ; en fubftance jufqu'à ʒß ; le fuc jufqu'à ℥ij ; l'eau diftillée, depuis ℥ij jufqu'à ℥iv.

Huile de tartre par défaillance ; point en ufage intérieurement.

Huîtres. *Voyez* Écailles.

Hypocifte ; fuc épaiffi, depuis ℈j jufqu'à ℈ij.

Hyſſope ; ſommités récentes en infuſion pour ℔j de liqueur juſqu'à Mſs ; eau diſtillée, depuis ʒj juſqu'à ʒiij ; l'uſage extérieur eſt très-familier.

Jalap en poudre ; depuis Gr. xij juſqu'à Əj & plus ; ſa réſine, depuis Gr. iij juſqu'à Gr. x.

Impératoire ; racine en ſubſtance, depuis Əj juſqu'à ʒſs ; le double pour ℔j d'infuſion aqueuſe ou vineuſe.

Joubarbe ; uſage extérieur.

Ipécacuanha ; en ſubſtance, depuis Gr. x juſqu'à Gr. xxx & plus, comme vomitif ; grain à grain, comme altérant.

Iris commun ; en ſubſtance, depuis Əſs juſqu'à Əj ; le double dans une livre d'infuſion vineuſe ; le ſuc de cette racine eſt ſternutatoire.

Iris de Florence ; racine sèche, depuis Gr. ij juſqu'à Gr. xij.

Ivette ; la plante en ſubſtance, depuis Əſs juſqu'à Əij ; une pincée pour ℔j d'infuſion ou de décoction légère.

Jujubes ; juſqu'à douze dans une pinte de décoction.

Juſquiame ; point employé intérieurement, à l'exception des ſemences qui entrent dans la compoſition des pilules de Cynogloſſe.

Kali *ou* Soude ; cette plante n'eſt point employée en Médecine. *Voyez* Sel de Soude *ou* Alkali de Soude.

Karabé. *Voyez* Ambre jaune.

Kermès, graine d'écarlate ; en ſubſtance, depuis Gr. vj juſqu'à Gr. xx ; en infuſion ſpiritueuſe juſqu'à ʒj ſur ℔j en liqueur.

Kermès minéral ; grain à grain, incorporé avec des huileux.

Labdanum, ſous forme pilulaire, depuis Gr. x juſqu'à ʒſs ; on s'en ſert plus communément pour l'uſage extérieur & pour les parfums.

Laitue ; ſa graine, depuis ʒij juſqu'à ʒiij pour une émulſion ; eau diſtillée depuis ʒij juſqu'à ʒiv.

Langue de cerf. *Voyez* Scolopendre.

Lavande ; infuſion vineuſe ou aqueuſe, depuis pug. j juſqu'à pug. ij pour ℔j de liqueur; eau diſtillée, depuis Ʒij juſqu'à Ʒiv ; huile eſſentielle, depuis gutt. ij juſqu'à gutt. iv dans un véhicule.

Langue de chien. *Voyez* Cynogloſſe.

Laudanum ſec, depuis Gr. ß juſqu'à Gr. j & par gradation juſqu'à Gr. ij.

Laudanum liquide. *Voyez* Gouttes de Sydenham.

Lauréole *ou* Thymelæa lauri-folio ; les feuilles & l'écorce ayant été macérées dans le vinaigre ; en ſubſtance, depuis Gr. x juſqu'à Gr. xv ; le double dans Ʒiv de véhicule en infuſion; baies inuſitées.

Laurier, baies; en ſubſtance, depuis Ɔß juſqu'à Ɔj; le double dans une livre de liqueur en infuſion ; les feuilles en guiſe de thé.

Lénitif, électuaire ; depuis Ʒj juſqu'à Ʒß.

Lentiſque, bois; en décoction aqueuſe ou vineuſe, ſur ℔j, depuis Ʒß juſqu'à Ʒj.

Lierre terreſtre ; feuilles en ſubſtance, depuis Ʒß juſqu'à Ʒj; le ſuc, depuis Ʒij juſqu'à Ʒiv ; en décoction, pour ℔j d'eau, depuis Mß juſqu'à Mj; ſyrop, depuis une demi-once juſqu'à deux onces.

Lilium de Paracelſe, depuis gutt. x juſqu'à gutt. xxx, dans un véhicule convenable.

Limaçons lavés ; depuis 10 juſqu'à 12 pour un bouillon.

Limaille de fer; en ſubſtance, depuis Gr. iv juſqu'à Gr. xij; dans un nouet en décoction, depuis Ʒij juſqu'à Ʒß.

Lin, graine; en infuſion, pug. j pour ℔j de liqueur; en décoction pour lavemens Mß; la farine eſt d'un grand uſage à l'extérieur.

Lys ; fleurs en guiſe de thé ; eau diſtillée comme véhicule; huile, uſage extérieur.

Macis ; depuis Gr. iv juſqu'à Gr. xij dans une infuſion vineuſe d'une livre ; huile diſtillée, depuis gutt. j juſqu'à gutt. iv.

Magnéſie blanche ; comme altérant, depuis Ʒß juſqu'à Ʒj ;

comme purgatif, en en donnant ʒj toutes les heures, trois fois; mais ce purgatif eft incertain.

Mandragore ; ufage extérieur des feuilles, du fuc & de l'eau diftillée.

Marjolaine ; en infufion , fur ℔j d'eau jufqu'à Mß.

Marrube; les feuilles jufqu'à Mj dans un bouillon ou ℔j de décoction; le fuc , depuis ʒj jufqu'à ʒij.

Matricaire; fommités jufqu'à Mß pour ℔j d'infufion ou de décoction légère; le fuc des feuilles, depuis ʒj jufqu'à ʒij; eau diftillée , depuis ʒij jufqu'à ʒiv.

Mauve ; comme la Guimauve.

Mechoacan; en poudre, depuis ℈j jufqu'à ℈ij; le double dans une infufion vineufe pour une prife ; racine étrangère peu ufitée.

Mélilot; fleurs en infufion, une pincée fur ℔j de liqueur; extrait, depuis ʒß jufqu'à ʒj.

Meliffe *ou* Citronelle; eau diftillée fimple, depuis ʒij jufqu'à ʒiv; compofée, depuis gutt. xv jufqu'à gutt. xxx dans un véhicule; la plante employée pour l'extérieur.

Melon; fa femence depuis ʒj jufqu'à ʒij, avec les trois autres froides pour une émulfion; pareille dofe dans une pinte d'apozème.

Menthe ; feuilles en infufion, depuis pug. j jufqu'à Mß pour ℔j de liqueur; fuc, depuis ʒj jufqu'à ʒij; eau diftillée, depuis ʒß jufqu'à ʒij.

Mercure doux, depuis Gr. iv jufqu'à Gr. xx.

Mercuriale; fuc, depuis ʒij jufqu'à ʒiv; la plante en décoction pour une livre de liqueur, depuis Mß jufqu'à Mj.

Miel de Narbonne, depuis ʒj jufqu'à ʒij par livre de décoction; Miel mercurial, en lavement, depuis ʒij jufqu'à ʒiv; rofat, ufage extérieur; violat, en lavement ; depuis ʒij jufqu'à ʒiij; fcillitique, depuis ʒß jufqu'à ʒij par livre de décoction, intérieurement.

Mille-feuille; feuilles & fleurs, depuis Mß jufqu'à Mj pour ℔j de décoction légère ; ufage extérieur plus fréquent.

Mille - pertuis, Hypericum, *idem.*

Minium; defficatif; ufage extérieur.

Morelle; ufage extérieur.

Moutarde; ufage extérieur fréquent.

Muguet, Lilium Convallium; fleurs en guife de thé; leur poudre fternutatoire.

Mufc; dofe interne, depuis la quatrième partie d'un grain jufqu'à Gr. j.

Mufcade; en fubftance, depuis ʒß jufqu'à ʒj; le double en décoction fur ℔j de liqueur.

Myrrhe; fous forme folide, depuis Gr. vj jufqu'à Gr. xx; fa teinture pour l'extérieur.

Myrtille, baies; fyrop, depuis ℨß jufqu'à ℨjß.

Nard Celtique; racine employée en fubftance, depuis ʒß jufqu'à ʒj; le double en infufion pour ℔j de liqueur.

Nard des Indes; depuis Ɣj jufqu'à ʒß en fubftance; le double en infufion fur ℔j de liqueur.

Nénuphar; racine sèche pour ℔j d'eau en décoction, depuis ʒij jufqu'à ℨß; fleurs en infufion pour la même quantité, depuis pug. j jufqu'à pug. ij; eau diftillée, depuis ℨß jufqu'à ℨiv.

Nerprun, baies; depuis ℨß jufqu'à ℨjß, point employées; fyrop de Nerprun, depuis ℨß jufqu'à ℨjß.

Nitre; depuis Gr. x jufqu'à Ɣj fur une pinte de liqueur.

Noix de Cyprès; en fubftance, depuis ʒß jufqu'à ʒj; le double en décoction pour ℔j de liqueur.

Noix de Galle; *idem* en fubftance; le double en infufion.

Nummulaire, rarement employée; fes feuilles en infufion jufqu'à Mß pour ℔j de liqueur.

Œillet; fleurs en infufion, depuis pug. j jufqu'à pug. ij dans ℨiv de vin; fyrop, depuis ℨß jufqu'à ℨj dans ℨiv de potion cordiale.

Oignon;

Oignon ; fuc avec du fucre , depuis ℥ij jufqu'à ℥iv ; fon ufage extérieur eft plus familier.

Opium ; depuis un quart de grain jufqu'à un grain & plus par degrés.

Orcanette *ou* Anchufa ; racine rarement en ufage, depuis ʒß jufqu'à ʒj pour livre de décoction légère ou d'infufion , employée extérieurement.

Orge mondé ; une demi-poignée pour deux livres de décoction.

Origan ; en guife de thé.

Orobe *ou* (Ers) ; fa farine réfolutive employée extérieurement.

Orpin ; ufage extérieur.

Ortie grièche & ortie grande ; leur fuc, depuis ℥ij jufqu'à ℥iij ; leurs feuilles, depuis Mß jufqu'à Mj pour une livre de décoction ; leurs racines sèches, depuis ʒij jufqu'à ℥ß pour la même quantité de liqueur.

Os de Sèche ; rarement employés intérieurement , depuis Əß jufqu'à ʒß.

Oftéocolle ; ufage extérieur.

Oxymel fimple ; depuis ℥j jufqu'à ℥iv fur ℔ij de liqueur.

Oxymel fcillitique ; depuis ℥ß jufqu'à ℥jß pour ℔ij de liqueur

Pain à coucou *ou* Oxytriphyllum ; feuilles, depuis Mß jufqu'à Mj pour ℔j de liqueur en décoction ; fon fuc par cuillerées.

Pain de pourceau *ou* Cyclamen ; racine draftique qui n'eft point employée intérieurement.

Panacée ; depuis Gr. ij jufqu'à Gr. xxx, par degrés.

Panicaut. *Voyez* Chardon roland.

Pareira brava ; racine en fubftance ; dans ℥iv de vin blanc, depuis Gr. xv jufqu'à ʒß ; le double en infufion aqueufe ou fpiritueufe.

Pariétaire ; les feuilles récentes jufqu'à Mj en décoction , fur

℔j de liqueur ; leur fuc, depuis ʒß jufqu'à ʒij ou ʒiij ; l'eau diftillée n'eft qu'un véhicule.

Pas-d'âne, tuffilage ; les fleurs, depuis pug. j jufqu'à pug. ij, en infufion, pour ℔j de liqueur ; eau diftillée, depuis ʒij jufqu'à ʒiv ; racine fraîche, depuis ʒß jufqu'à ʒj, fur ℔j de liqueur en décoction.

Patience ; racine récente, en décoction, depuis ʒj jufqu'à ʒß, pour ℔j de liqueur ; extrait, depuis ʒß jufqu'à ʒj.

Pavot blanc (têtes de) ; bouillies, depuis Ɔj jufqu'à Ɔij dans ℔j de liqueur ; plus fouvent employées à la dofe de ʒj, pour un lavement ; deux onces de ces têtes équivalent à Gr. j d'opium.

Pavot blanc ; femences, depuis ʒij jufqu'à ʒß dans ʒiv de liqueur ou dans une émulfion.

Pavot rouge ; fleurs, en guife de thé.

Perfil ; rarement employé pour l'intérieur ; cependant la racine fraîche fe preferit depuis ʒß jufqu'à ʒj, pour ℔j de liqueur en décoction ; le fuc, depuis ʒj jufqu'à ʒij ; la femence, depuis Gr. xij jufqu'à ʒß en fubftance, & le double en infufion, pour liqueur ℔j.

Pervenche ; employée extérieurement ; fi l'on vouloit s'en fervir pour l'intérieur, on en mettroit pug. j fur décoction ℔j.

Pêcher ; fleurs, Mß des récentes fur infufion de ℔j, ou sèches ʒß ; fuc, depuis ʒj, jufqu'à ʒij ; poudre, depuis ʒß jufqu'à ʒj ; fyrop, depuis ʒß jufqu'à ʒij ; noyaux, depuis ʒij jufqu'à ʒiij en émulfion.

Petit houx ; fa racine, depuis ʒj jufqu'à ʒij, pour la décoction de ℔j.

Pied-de-chat ; fes fleurs, en guife de thé.

Pied-de-lion ; toute la plante jufqu'à Mß, pour chaque livre de décoction ; en fubftance depuis Ɔj jufqu'à Ɔij.

Pied-de-veau *ou* Arum ; la racine doit avoir été préliminairement macérée dans le vinaigre ; elle fe preferit en fubftance, depuis Gr. xij jufqu'à ʒß; & en infufion fur ℔j de liqueur vineufe, depuis ʒß jufqu'à ʒjß; fa fécule, depuis Gr. x jufqu'à Gr. xxx, inufitée.

Pignons doux, depuis ʒij jufqu'à ʒiij, pour une émulfion.

Pignons d'Inde *ou* Ricin; en poudre, depuis Gr. x jufqu'à Gr. xv; ce remède eft très-violent, & l'on fera bien d'y joindre un correctif.

Pilofelle; les feuilles en fubftance, depuis Эj jufqu'à Эij; & fur ℔j de décoction, depuis pug. ij jufqu'à Mß; ces feuilles donnent un fuc qu'on ordonne depuis Ʒj jufqu'à Эij.

Pilules angéliques; depuis Эj jufqu'à Эij.

—————— de Cynogloffe, depuis Gr. ij jufqu'à Gr. viij.

—————— de Fuller, depuis Gr. iv jufqu'à Gr. xij.

—————— de *Starckey*, depuis Gr. iv jufqu'à Gr. xij.

—————— balfamiques de *Morton*, depuis Gr. ij jufqu'à Gr. viij.

—————— de Stephens, jufqu'à ʒß.

—————— mercurielles officinales, depuis ʒß jufqu'à ʒj.

—————— de favon. *Voyez* Savon.

Pimprenelle; comme la Pilofelle.

Piffenlit; même dofe que la Chicorée.

Pivoine; la racine, depuis Эj jufqu'à Эij, en fubftance; le double de la sèche en infufion, pour ℔j de liqueur; la femence, depuis ʒij jufqu'à ʒiij en émulfion.

Plantain; les feuilles fraîches pour ℔j de décoction jufqu'à Mß; le fuc, depuis Ʒij jufqu'à Ʒiij; l'eau diftillée, comme véhicule.

Poivre; les grains, depuis vj jufqu'à x.

Polypode; la racine sèche en décoction, depuis ʒij jufqu'à Ʒß, pour ℔j d'eau; en fubftance, depuis ʒß jufqu'à ʒjß.

Pouliot; comme la Menthe.

Poudre de tribus ou Cornachine, depuis Эß jufqu'à Эij.

Poudre de Guttete, depuis Эß jufqu'à ʒß.

Pulmonaire; la plante, en fubftance, depuis Эj jufqu'à ʒß;

& depuis ʒij jufqu'à ℥ß ; de la sèche en décoction, pour liqueur ℔ij ; cette plante eft inufitée.

Quinquina ; en poudre, depuis ℈j jufqu'à ʒj à la fois ; l'écorce concaffée, depuis ʒij jufqu'à ℥j ; fur ℔j de décoction légère ; fon extrait mou, depuis Gr. xij jufqu'à ʒß ; fon extrait fec, ou fel de la Garaye, depuis Gr. vj jufqu'à ℈j ; le fyrop, depuis ℥ß jufqu'à ℥jß ; le vin, depuis ℥ij jufqu'à ℥iv, plufieurs fois par jour.

Quintefeuille ; fa racine en fubftance, depuis ʒß jufqu'à ʒj ; & de la fraîche pour ℔j d'apozème jufqu'à ℥j.

Raifort ; fa racine sèche, depuis ʒij jufqu'à ℥ß, fur ℔j de décoction ; fon fuc, depuis ℥ß jufqu'à ℥ij.

Rapontic ; fa racine en fubftance jufqu'à ʒj & plus ; le double de la sèche dans ℔j de décoction.

Régliffe sèche ; depuis ʒß jufqu'à ʒj, fur chaque livre de décoction.

Régule d'antimoine ; inufité à caufe de l'incertitude & de la violence de fes effets.

Reine des prés ; racine sèche, depuis ʒij jufqu'à ℥ß ; & feuilles sèches, depuis Mß jufqu'à Mj fur ℔j de décoction.

Renouée *ou* Traînaffe. *Voyez* Centinode.

Réfine de Gayac. *Voyez* Gayac.

Réfine de Jalap. *Voyez* Jalap.

Réfine de Scammonée. *Voyez* Diagrède.

Rhubarbe ; en poudre, depuis Gr. xij jufqu'à ʒj ; le double fur la décoction de ℔j ; fon extrait, depuis Gr. viij jufqu'à ℈ij ; en infufion pour une légère teinture, ʒj, dans l'eau ℔ij ; la Rhubarbe torréfiée prife en fubftance, en doublant la dofe ordinaire.

Rhubarbe des Moines ; efpèce de Lapathum, dont on emploie le double, en guife de Rhubarbe ordinaire.

Rhue ; en fubftance, depuis ℈ß jufqu'à ʒß ; en infufion jufqu'à pug. ij fur ℔j de liqueur ; le fuc, depuis ℥ß jufqu'à ℥j.

Ricin. *Voyez* Pignon d'Inde.

Romarin ; les feuilles & fleurs sèches infusées, en guise de thé ; la conserve, depuis ℨß jusqu'à ℨj.

Ronces ; employées extérieurement.

Roquette ; les feuilles des deux espèces ; en infusion dans ℔j d'eau jusqu'à Mj ; la graine en substance, depuis Gr. x jusqu'à ℈j.

Roseau ; racines sèches, depuis ℨij jusqu'à ʒß, dans la décoction de ℔j.

Roses pâles ; sèches infusées, depuis pug. ij jusqu'à pug. iv ; l'eau distillée, depuis ʒj jusqu'à ʒiv ; le syrop, depuis ʒß jusqu'à ʒij.

Roses rouges ; sèches infusées, depuis ʒß jusqu'à ℨvj ; dans eau ℔ij ; conserve, depuis ℨj jusqu'à ℨij ; syrop, depuis ʒß jusqu'à ʒij.

Safran oriental ; en guise de thé.

Safran de Mars apéritif ; depuis Gr. viij jusqu'à Gr. xv & plus.

Safran de Mars astringent ; depuis Gr. viij · jusqu'à Gr. xx.

Sang de Bouquetin. *Voyez* Bouquetin.

Sang de Dragon ; employé rarement pour l'intérieur, depuis Gr. xij jusqu'à ℈j.

Sanguine. *Voyez* Hématite.

Sanicle : les feuilles fraîches, depuis Mß jusqu'à Mj pour la décoction de ℔ij.

Santal ; le citrin en décoction pour ℔j de liqueur, depuis ʒß jusqu'à ʒj ; la poudre, depuis Gr. xij jusqu'à ℨß.

Santoline ; les feuilles & fleurs, en guise de thé ; la poudre, depuis ℈j jusqu'à ℈ij.

Sapin ; l'écorce, les feuilles, les sommités & les bourgeons, sont employés ; mais les bourgeons sont les plus usités ; on en met une demi-poignée dans ℔ij de décoction.

Salsepareille ; ʒj pour la décoction de ℔ij.

Saſſafras ; depuis ʒij juſqu'à ℥ß, pour une légère décoction dans ℔j d'eau, ou pour une infuſion de pareille quantité.

Sauge ; en guiſe de thé ; ſon eau diſtillée, depuis ℥ij juſqu'à ℥iv.

Savon médicinal ; depuis Gr. iv juſqu'à ℈j à la fois.

Scabieuſe ; la plante fraîche s'ordonne en décoction, depuis Mß juſqu'à M̄j pour chaque livre de liqueur ; ſon ſuc, depuis ℥ij juſqu'à ℥iv ; ſon eau diſtillée, comme un véhicule.

Scammonée ; depuis **Gr.** v juſqu'à **Gr.** xij, mêlée avec quelque correctif.

Scille ; depuis **Gr.** ij juſqu'à **Gr.** viij ; ſon vin, depuis ʒß juſqu'à ℥j pluſieurs fois dans la journée.

Scolopendre. *Voyez* Langue de cerf.

Scordium ; en ſubſtance, depuis ʒß juſqu'à ʒj ; feuilles & ſommités sèches, en infuſion pour chaque livre de liqueur, depuis pug. ij juſqu'à Mß ; ſon eau diſtillée, depuis ℥ij juſqu'à ℥iv.

Scorſonnère ; la racine récente juſqu'à ℥j, pour ℔j de décoction ; ſon eau diſtillée ſert de véhicule.

Scrophulaire ; pour l'uſage extérieur.

Sébeſtes ; n.° iv juſqu'à viij pour ℔j de décoction.

Sèche. *Voyez* Os de Sèche.

Sel d'Angleterre ; depuis **Gr.** j juſqu'à **Gr.** viij.

Sel d'Epſom ou purgatif amer, depuis ʒij juſqu'à ℥j & plus, ſuivant la quantité du véhicule.

Sel de Glauber, *idem.*

Sel polichreſte, *idem.*

Sel de Sedlitz, *idem.*

Sel de Seignette, *idem.*

Sel d'abſinthe. *Voyez* Abſinthe.

Sel ammoniac. *Voyez* Ammoniac.

Sel de duobus, Arcanum duplicatum, *ou* Tartre vitriolé, depuis ℈j juſqu'à ℈ij.

Sel de petite Centaurée. *Voyez* Centaurée.

Sel de Genêt. *Voyez* Genêt.

Sel de Mars de rivière, depuis Əj jufqu'à Əij.

Sel de Nitre. *Voyez* Nitre.

Sel de Saturne ; profcrit pour l'intérieur.

Sel fédatif ; depuis Gr. xij jufqu'à ʒß.

Sel de Tartre, depuis Gr. vj jufqu'à Gr. xx pour une dofe.

Sel végétal ; depuis ʒß jufqu'à Ʒj, fuivant la quantité de véhicule.

Sel volatil de Corne de cerf. *Voyez* Corne de cerf.

Semence contre les vers. *Voyez* Barbotine.

Semences froides majeures, depuis ʒij jufqu'à Ʒß pour une émulfion.

Semences froides mineures ; le double des précédentes.

Senné ; depuis ʒß jufqu'à ʒij dans une potion purgative ; follicules, le double.

Serpentaire de Virginie, depuis ʒß jufqu'à ʒj en fubftance ; le double en infufion ; dans liqueur Ʒiv.

Simarouba ; depuis Əj jufqu'à ʒj en fubftance, plufieurs fois par jour ; le double pour la décoction de ℔j.

Soldanelle, rarement ufitée ; les feuilles en fubftance, depuis Gr. xij jufqu'à Gr. xxx ; les feuilles récentes jufqu'à Ʒj, infufées dans un bouillon.

Sorbe ou Cormier ; on peut manger depuis iv jufqu'à xij de ces fruits.

Souchot, en fubftance ; la racine, depuis ʒß jufqu'à ʒj ; le double en infufion dans eau ℔j.

Soude *ou* Alkali, inufité ; fon fel comme celui d'Abfinthe, & les autres fels lixiviels.

Stécas arabique ; les fleurs en guife de thé ; la poudre jufqu'à ʒß.

Storax calamite, depuis Gr. iv jufqu'à Gr. xv ; il eft plus fouvent employé extérieurement.

Sublimé corrofif ; Gr xij pour ℔ij d'eau diftillée.

Succin. *Voyez* Karabé.

Sumach ; en fubftance, depuis ʒß jufqu'à ʒjß ; le double dans la décoction de ℔j.

Sureau ; fleurs, en guife de thé ; feconde écorce récente, depuis ℥ß jufqu'à ℥jß. dans la décoction de ℔j ; fuc de fureau, depuis ʒj jufqu'à ʒjı.

Syrop d'armoife, depuis ʒij jufqu'à ʒvj.

———— d'Épine vinette. *Voyez* Épine vinette.

———— de Guimauve, depuis ℥j jufqu'à ℥ij.

———— Mercurial *ou* de longue vie, depuis ℥ß jufqu'à ℥jß.

———— de Nénuphar. *Voyez* Nénuphar.

———— de Nerprun. *Voyez* Nerprun.

———— d'Œillet. *Voyez* Œillet.

———— de Stécas, depuis ℥ß jufqu'à ℥j.

———— de Diacode, depuis ʒij jufqu'à ʒvj.

———— des Cinq racines ; depuis ℥ß jufqu'à ℥jß.

———— de Rofes pâles. *Voyez* Rofes pâles.

———— de grande Confoude. *Voyez* Confoude.

———— de Violettes, depuis ℥ß jufqu'à ℥ij.

———— de Tuffilage, depuis ʒß jufqu'à ʒjß.

———— de Velar *ou* Eryfimum, depuis ʒij jufqu'à ℥ß ; fur ℥iv de liqueur.

Tabouret *ou* Bourfe à Pafteur ; feuilles en fubftance, depuis ʒß jufqu'à ʒj ; sèches en décoction pour ℔j de liqueur, depuis Mß jufqu'à Mj.

Tamarins ; depuis ℥j jufqu'à ℥ij, fur une livre de liqueur en décoction ; la pulpe, à une dofe moindre de moitié.

Tanéfie ; les fommités sèches en infufion dans liqueur ℔j, depuis pug. j jufqu'à pug. ij ; le fuc, depuis ʒj jufqu'à ʒij ou ʒiij.

Teinture de Mars tartarifée, depuis ʒß jufqu'à ʒj dans liqueur ℥jv.

Teinture de fuccin, depuis gutt. x jufqu'à gutt. xxx.

Térébenthine

Térébenthine cuite, depuis Gr. vj jufqu'à Gr. xij, à plufieurs reprifes.

Terre foliée de tartre, depuis Gr. viij jufqu'à ʒj & plus.

Thériaque, depuis Gr. xij jufqu'à ʒß & plus.

Thim ; les fommités, en guife de thé.

Thimelée ; remède extérieur & véficatoire.

Tilleul ; les fleurs en infufion, pug. j fur ℔j d'eau tiède ou bouillante ; l'eau diftillée, depuis ʒij jufqu'à ʒiv.

Thytimale. *Voyez* Catapuce.

Tormentille ; racine en fubftance, depuis Əij jufqu'à ʒß ; le double de la fraîche, fur ℔j de décoction.

Traînaffe. *Voyez* Tabouret.

Trochifque alhandal, depuis Gr. ij jufqu'à Gr. xij.

—— d'Agaric, depuis Gr. viij jufqu'à ʒj, donné feul.

—— de Karabé, depuis Gr. ij jufqu'à ʒß.

Turbith ; racine, depuis Gr. x jufqu'à ʒß en fubftance ; le double dans ℔j de décoction.

Turbith minéral, depuis Gr. ß jufqu'à Gr. j, comme altérant ; il n'eft plus ufité comme émétique.

Turquette ou Herniaire ; la plante sèche en infufion dans eau ℔ij jufqu'à Mj ; en fubftance, depuis Əj jufqu'à Əij ; le fuc, depuis ʒj jufqu'à ʒij.

Valériane fauvage & des jardins ; la racine en fubftance, depuis ʒß jufqu'à ʒjß ; sèche en infufion, fur ℔j de liqueur, depuis ʒij jufqu'à ʒß.

Velar *ou* Tortelle ; les feuilles sèches jufqu'à Mß dans ℔j d'infufion ; la poudre de fa femence en fubftance, depuis Əj jufqu'à Əij.

Verge d'or ; les fommités récentes en infufion, pour ℔j de liqueur jufqu'à Mß.

Véronique ; les feuilles sèches, en guife de thé.

Verre d'Antimoine. *Voyez* Antimoine.

F

Verre d'Antimoine ciré, depuis Gr. iv jufqu'à Gr. xij, par gradation.

Vert-de-gris ; remède externe ; on l'a propofé depuis quelque temps pour l'intérieur.

Verveine ; remède éxterne.

Vitriols ; les trois efpèces font des remèdes externes.

Vitriol (Efprit de) peut être employé intérieurement, depuis gutt. x jufqu'à gutt. xx, fur liqueur ℔ij.

Yèble ; employé comme le Sureau.

Zédoaire, racine en fubftance, depuis Gr. vj jufqu'à Gr. xv ; en infufion fpiritueufe, depuis ʒß jufqu'à ʒj, fur liqueur ℔j.

CHAPITRE III.

Des Formules magiftrales.

Des Tifanes, Décoctions & Infufions. (a)

LE nom de Tifane convient indiftinctement aux décoctions & aux infufions qui fervent de boiffon ordinaire aux malades. Il y a même des boiffons purgatives & fudorifiques, qui, étant ordonnées à plufieurs dofes dans la journée, retiennent le nom de tifane, & font comprifes avec elle dans les formules. La décoction diffère de l'infufion, en ce que l'on fait bouillir les remèdes dans la première, & que dans l'autre on les met dans l'eau au moment de l'ébullition, en retirant le vafe du feu, ou feulement dans l'eau tiède, ou même dans l'eau froide. Cette variété dans les préparations, dépend de la nature du remède, dont les principes font plus ou moins fixes & volatils.

(a) Les Formules marquées par une *, font les plus recommandables.

Tifane ·commune.

℞. Racine de Chiendent, ratiſſée , coupée menue & écraſée, ℥iv.
Régliſſe séche écraſée & éffilée, ℥ij. (b).
Eau commune, ℔xxvj.

Faites bouillir, écumez, & après une demî-heure d'ébullition,
retirez le vaiſſeau du feu ; lorſque la liqueur ſera dépoſée, verſez-la
dans des vaiſſeaux de grès.

Quand on vͤut nitrer cette tiſane, on met ʒß ou ℈j de nitre,
ſur une pinte ; quand on veut la rendre aigrelette, on ajoute ſur trois
pintes , eſprit de vitriol ou de ſoufre, gutt. xl, ou une once
& plus de vinaigre commun.

Tifane de graine de Lin.

℞. Tiſane commune, ℔iv.
Graine de Lin , ʒj , enfermée dans un nouet.
Faites infuſer légèrement la graine de Lin pendant un
quart‑d'heure, à chaud.

Tifane de grande Confoude.

℞. Racine sèche de grande Confoude , coupée & effilée, ʒij ,
dans ℔iv de tiſane commune, à bouillir pendant un quart-d'heure.

Tifane ſudorifique , ſimple.

* ℞. Antimoine crud , préparé & pulvériſé groſſièremen. &
enfermé dans un nouet, ℥iv.
Racine de Squine & de Salſepareille, ā̄a ℥ij.
Raclure de bois de Gayac, concaſſée, ℥j.
——— de Salſafras, ℥ß.

Faites bouillir dans ℔xij d'eau , réduite à ℔x, ayant ſoin de ne
mettre les bois que ſur la fin de l'ébullition.

Tifane vulnéraire.

℞. Eſpèces vulnéraires ʒjß ; verſez deſſus eau bouillante ℔ij.

(b) Toutes les racines sèches doivent être ainſi préparées, afin que l'eau en
prenne mieux la ſubſtance.

Tifane aftringente.

* ℞. Efpèces aftringentes ʒij.
    Eau bouillante ℔ij.
    Syrop de grande Confoude ℥j.

Les tifanes diurétiques & pectorales incifives, les décoctions amères & antinéphrétiques, fe feront pareillement avec la dofe ci-deffus d'efpèces appropriées & d'eau bouillante.

Tifane anti-fcorbutique.

* ℞. Racine sèche de Bardane ℥ij.
    Régliffe sèche ℥ß.
    Faites bouillir dans eau commune ℔xiv réduites à ℔xij.
    Verfez cette décoction fur
    Racines de Raifort sèches ℥iv.
    Racines d'Aunées sèches ℥ß.
    Feuilles vertes de Cochléaria Mj.
    Et à leur place, graine de Cochléaria, ou de Moutarde,
      ou fleurs de Houblon ʒij.
    Ajoutez fuc d'Ofeille ʒj.

On peut la faire plus fimple, en retranchant les racines de Raifort & d'Aunée, le fuc d'Ofeille & même la Bardane.

Eau de Squine.

℞. Squine coupée menue ʒj.
    A bouillir dans eau commune ℔ij.
    Pendant un quart-d'heure.

Infufion de Rhubarbe.

℞. Rhubarbe concaffée & coupée menue ʒiij.
    Faites infufer dans eau bouillante ℔iij.
    Pendant deux heures.
    Faites enfuite bouillir légèrement pendant fept à huit minutes.

Tifane fébrifuge fimple, ou Décoction amère.

℞. Kina ℥vj.

Faites bouillir légèrement dans eau commune ℔viij.

Pendant environ un quart-d'heure au plus ; on peut y ajouter fur chaque pinte une once de fyrop approprié.

Tifane de racine de Patience fauvage.

℟. Racine de Patience sèche & concaffée. } $\overline{aa}$ ʒvj.
———— d'Aunée.

Faites bouillir le tout pendant demi‑heure dans eau commune ℔x.

Ajoutez, fur la fin, racine de Régliffe ℥ß.

Tifane apéritive.

* ℟. Racines de grande Chelidoine.
———— d'Afperges.
———— de petit Houx. } $\overline{aa}$ ℥jß.
———— de Chardon roland.

Faites bouillir pendant une heure dans eau commune ℔xij.

Ajoutez, fur la fin, feuilles de Scolopendre Mj.

Régliffe. ℥j.

On peut rendre cette tifane plus apéritive, en y ajoutant le Safran de mars apéritif, ou le Tartre crud, ou tous les deux enfemble, à la dofe de ʒij, à bouillir avec les racines.

On peut auffi ajouter fur chaque pinte le fuc de xxx ou xl Cloportes.

Tifane béchique adouciffante.

℟. Sébeftes.
Jujubes.
Figues graffes. } $\overline{aa}$ n.° vj ℥jß.
Raifins de Corynthe.

Faites bouillir pendant une demi‑heure, dans ℔xij d'eau com‑mune, réduites à ℔x.

Tifane fudorifique laxative.

℞. Tifane fudorifique, ci-deſſus, ℔ij ; Séné mondé ʒß ; faites
infufer ; à donner par verres, toutes les heures.

Des Apozèmes.

L'apozème eſt une liqueur plus chargée que la tiſane, & qui
ne ſe prend point pour boiſſon ordinaire ; on commence à faire
une décoction des plantes dont les principes ne peuvent être extraits
que par ébullition, & on y ajoute quelquefois des minéraux pendant
cette coction ; on verſe enſuite la décoction ſur les plantes, dont
les principes ſont facilement extraits ; on ajoute les plantes volatiles
dans la liqueur chaude, & un ſyrop approprié, ou du miel de
Narbonne, & des ſels, ſuivant l'indication.

Apozème tempérant & rafraîchiſſant.

℞. Racines fraîches d'Oſeille.

   ——— de Fraiſier.   } $\overline{aa}$ ʒij.

Ou Racines de Fraiſier ſeules ʒiv.
Faites bouillir dans ℔viij d'eau réduites à ℔vj.
Sur la fin de l'ébullition, ajoutez
Feuilles d'Endive

   ——— de Chicorée blanche.   } $\overline{aa}$ Mß.

Le vaiſſeau étant retiré du feu, ajoutez
Fleurs de Violettes

   ——— de Nénuphar   } $\overline{aa}$ pug. ij.

Paſſez la liqueur, & ſur chaque pinte ajoutez ſyrop de Groſeille,
ou de Berberis, ou de limon ʒj.
Sel de Nitre Ɔj.
Quand on ne peut pas avoir les plantes rafraîchiſſantes, on y
ſubſtitue une pomme acide coupée par tranches.

Apozème amer.

℞. Eſpèces amères ʒß.
Racines fraîches de Patience ſauvage, coupées par rouelles ʒij.

Faites bouillir les racines dans eau commune ℔vij , réduites à vj.
Verſez la décoction bouillante ſur les eſpèces & ſur

feuilles de Bourache
———— de Chicorée ſauvage } $\overline{aa}$ Mß.

Ces plantes & les eſpèces étant amorties , coulez la liqueur,
& ſur chaque pinte diſſolvez
Sel de Glauber ʒj.
Syrop mercurial ℥ß.

Apoʒème anti - ſcorbutique.

℞. Tiſane anti – ſcorbutique ci-deſſus , froide ℔ij ; ajoutez
   Sel ammoniac purifié , Gr. xv.
   Sel de Glauber ʒj.
   Caſſonade ℥ß.

Apoʒéme fébrifuge.

* ℞. Quinquina groſſièrement pulvériſé ℥j.
   Racines de Gentiane ſèches. ; coupées par tranches ʒj.

   Feuilles de Germaudrée
   ———— de Marrube blanc } $\overline{aa}$ ʒj.

Faites bouillir dans eau commune ℔vjß.
Réduites à ℔vj.
Sur la fin de l'ébullition , verſez la liqueur

ſur ſommités de petite Centaurée
& d'Abſynthe } $\overline{aa}$ ʒj.

Ajoutez ſur chaque pinte, Sel d'Ebſom ʒj.
Syrop mercurial ℥j.

Apoʒème fébrifuge purgatif.

* ℞. Apozème fébrifuge ci-deſſus ℔ij.
   Ajoutez Sel d'Ebſom ℥j.
   Syrop de pommes compoſé ℥j.

Apoʒème apéritif.

* ℞. Tiſane apéritive chaude ℔ij.

Faites infufer baies de Coquerets , n.° vj.

Ajoutez à la colature feuilles de Creffon Mß.

Nitre purifié Gr. x.

Sel de Glauber ʒj.

Syrop des cinq racines apéritives ʒj.

Apozème pectoral.

℞. Tifane béchique adouciffante ℔iv.

    Faites bouillir avec feuilles de Pulmonaire , Mß.

    Verfez la liqueur bouillante fur herbes Capillaires , Mß.

    Fleurs de Tuffilage

    ——— de Coquelicot   } $\overline{a\,a}$ pug. j.

    ——— de Pied de chat

    Ajoutez , fuivant l'indication ,

    Syrop de Guimauve ou d'Eryfimum ʒj.

Apozème altérant , commun.

℞. Feuilles de Bourache

    ——— de Bugloffe

    ——— de Chicorée fauvage   } $\overline{a\,a}$ Mij.

    ——— de Scolopendre

Faites bouillir légèrement dans eau commune ℔viij.

Exprimez la liqueur , & fûr chaque livre , ajoutez

Syrop violat ʒj.

Sel d'Ebfom , ou de Glauber, ou de Duobus ʒß.

Des Potions.

On entend par Potions , des liqueurs à prendre en une fois ou par cuillerées, & rarement par verres, qui font compofées de fubftances plus actives , ou dont les principes font plus refferrés que dans les Apozèmes. Les unes font purgatives , & les autres altérantes; c'eft fous ces deux titres qu'elles feront décrites ici.

Potions

Potions purgatives.

Table des Matières à infuser pour les Potions purgatives
simples.

	SÉNÉ.	SEL PURGATIF, AMER.	TISANE SIMPLE.
℞ Pour une potion...	ʒij......	ʒij......	℥vij.
Pour deux.......	℥ß......	℥ß......	℥xiv.
Pour quatre......	℥j......	℥j......	℥xxviij.
Pour huit.......	℥ij......	℥ij......	℔iiijß.

Faites infuser pendant six heures, suivant les proportions ci-
deffus, dans la tifane ; puis donnez une ébullition ; coulez &
exprimez. Cette liqueur fera réfervée pour en employer fix à fept
onces pour chaque potion purgative ordinaire, à laquelle on
ajoutera d'autres drogues , fuivant l'exigence.

Potion purgative , compofée pour une dofe.

℞. Infufion purgative fimple ci-deffus ℥vj.
  Diaphénic ʒj.
  Syrop mercurial ℥ß.

Potion purgative douce , avec Rhubarbe.

℞. Infufion purgative fimple ℥vj.
  Rhubarbe en poudre Gr. xv.
  Catholicum double ℥j.
  Pour une dofe.

Potion purgative douce , avec Manne.

℞. Infufion purgative fimple ℥vj
  Manne ℥ij.

*Potion purgative, avec Catholicum double & Manne,
dans le cours de ventre.*

℞. Infufion purgative fimple ℥iv.
Tifane aftringente ℥ij.
Faites fondre Manne ℥ij.
Catholicum double ℥j.
Pour une dofe.
Dans la dyffenterie, on y délaie poudre d'Ipécacuanha,
depuis Gr. vj jufqu'à Gr. xx.

Eau de Caffe fimple.

℞. Caffe tirée des bâtons ℥ij.
Faites-la bouillir dans tifane commune ℔ij.
Avec infufion purgative fimple ℥vj.
Faites réduire à ℔ij.
Pour boire en quatre verres.

Eau de Caffe compofée.

℞. Racines sèches de Polypode ʒiij.
Caffe tirée des bâtons ℥ij.
Lénitif fin ℥j.
Faites bouillir le tout dans ℔j d'infufion purgative, & de
tifane commune ℔jß jufqu'à réduction de ℔ij.
Diffolvez Sel d'ebfom ℥j.
Ajoutez Syrop mercurial ℥j.
A prendre par verres, d'heure en heure.

Eau de Rhubarbe, compofée.

℞. Racines vertes de Patience fauvage ℥jß.
Régliffe sèche ℥j.
Faites bouillir dans eau commune ℔v, réduites à ℔iv.
Ajoutez Rhubarbe coupée menue ʒij.
Nitre fixé par le Tartre Əij.

Laiſſez infuſer le tout à chaud pendant douze heures; paſſez enſuite la liqueur pour deux doſes, d'une pinte chacune; à prendre en deux jours, verre par verre.

Potion purgative pour la gale.

* ℞. Infuſion purgative ſimple ℥vj.
    Confection hamec ʒiv.
    Syrop de Nerprun ʒvj.
    Pour une doſe.

Potion purgative, ordinaire.

℞. Infuſion purgative, ſimple ℥vjß.
    Poudre de Jalap Gr. xviij.
    Miel mercurial ℥ß.
    Pour une doſe.

Potion hydragogue.

℞. Infuſion purgative, ſimple ℥vj.
    Manne ℥ß.
    Ajoutez à la colature, Poudre cornachine Gr. xij.
    Syrop de Nerprun ℥j.
    Pour une doſe.

Potion émétique.

* ℞. Eau commune ℔ij.
    Faites-y fondre Sel végétal ʒij.
    Tartre ſtibié Gr. iv.
    A prendre par verres.

Potion cordiale, émétique.

℞. Eau diſtillée de Scordium
    ——— de Menthe   } $\overline{aa}$ ℥iv.
    Eau de Canelle ſpiritueuſe ʒij.
    Diſſolvez Tartre ſtibié Gr. iv.

Ou Vin émétique ℨij.
Ajoutez Miel mercurial ℨj.
A prendre en deux, ou trois, ou quatre dofes, fuivant l'effet.

Potion purgative dans le flux de ventre fanguin & féreux.

* ℞. Feuilles de Plantain Mj.
    Faites bouillir dans eau commune ℥viij.
    Qu'on fera réduire à ℥vj.
    Diſſolvez dans la colature, Manne ℥jß.
    Syrop magiſtral ℥j.
    Poudre d'Ipécacuanha Gr. iv.

Caſſe avec Manne.

℞. Caſſe ℥jß.
    Faites bouillir dans eau commune ℥viij.
    Réduiſez à ℥vj.
    Diſſolvez dans la colature, Manne ℥ij.

Potion purgative dans la colique des Peintres.

* ℞. Infuſion purgative ſimple ℥vj.
    Diaphénic ℥ß.
    Syrop de Nerprun ℥jß.
    Jalap en poudre Gr. xv.
    Pour une dofe.

Potion purgative huileuſe.

℞. Manne ℥ij.
    Faites délayer dans eau commune ℥iv.
    Ajoutez Huile d'Amandes douces ℥ij.
    Pour une prife.

Potion purgative dans l'aſthme.

℞. Miel de Narbonne ℥j.

Délayez dans eau chaude ℔j.

Diſſolvez dans cinq onces de cette liqueur, Manne ℥ij.

Nitre purifié ℈j.

Kermès minéral. Gr. ij ou iij.

Potion purgative , dite Tiſane royale.

℞. Racine de Patience ſauvage ou Parelle ℥jſſ.

——— de Polypode

——— de Chicorée ſauvage

Sel d'Ebſom

} $\overline{aa}$ ℥j.

Faites bouillir le tout dans eau commune ℔iv, réduites à ℔iij.

Ajoutez ſur la fin, Séné mondé ʒvj.

Semences d'Anis ʒj.

Régliſſe ʒj.

Un Citron coupé par tranches.

Retirez auſſi-tôt la liqueur, & paſſez-la ; à prendre en trois ou quatre verres.

Potion purgative blanche , ou Émulſion purgative.

℞. Réſine de Jalap ou Diagrède Gr. viij.

Broyez dans un mortier de marbre avec un jaune d'œuf;

Ajoutez lait d'amandes ℥vj.

Syrop de Guimauve ℥j.

Eau de fleurs d'oranges ſ. q.

Pour aromatiſer.

Potions altérantes.
Potion cordiale.

℞. Eau diſtillée de Menthe ℥vj.

Confection d'Hyacinthe. ʒj.

Syrop d'Œillets ℥j.

On peut y ajouter Lilium de *Paracelſe* gutt. vj , ou viij ou xv , ou Eſprit volatil de Sel ammoniac , pareille doſe , à prendre par cuillerées.

Potion diaphorétique.

℞. Eau diftillée de Chardon bénit
———— de Scabieufe } $\overline{aa}$ ℥iij.
Efprit volatil aromatique huileux, gutt. x ou xij.
A prendre par cuillerées, d'heure en heure.

Potion contre les hémopthyfies.

* ℞. Eau diftillée de feuilles de Plantain, ou plutôt le fuc ou
la décoction de ces feuilles ℥j.
Ajoutez Cachou
Succin préparé } $\overline{aa}$ ℈j.
Sang Dragon ℨß.
Eau de Rabel gutt. xx.
Syrop de Rofes sèches, ou de grande Confoude ℥j.
A prendre par cuillerées, toutes les deux heures.

Potion anti-dyffentérique.

* ℞. Eau diftillée de Plantain, ou plutôt le fuc ou la décoction
des feuilles ℥vij.
Poudre de Simarouba ℈j.
Diafcordium ʒj.
Syrop de grande Confoude ℥j.
A prendre par cuillerées.

Potion fébrifuge.

℞. Vin rouge & Eau-de-vie $\overline{aa}$ ℥jß.
Kina en poudre très-fine ʒij.
Mêlez le tout pour une prife ou deux, felon la force du
malade & l'indication.

Potion béchique & huileufe, fimple.

℞. Infufion des Efpèces pectorales ℥iv.

Huile d'amandes douces
Syrop de Guimauve } $\overline{aa}$ ʒj.

A prendre par cuillerées; on peut y ajouter Kermès minéral, depuis Gr. j jusqu'à Gr. iv.

Potion béchique, huileuse, anodine.

* ℞. Infusion des Espèces pectorales ʒiv.
Huile d'Amandes douces ʒj.
Syrop diacode ʒvj.
A prendre par cuillerées, d'heure en heure.

Potion anti-pleurétique.

℞. Des quatre Eaux pleurétiques ʒiv.
Suc dépuré de Bourrache ʒij.
Syrop de Coquelicot ʒj.
A prendre en deux fois.

Potion huileuse, diurétique.

* ℞. Infusion des Espèces diurétiques ʒv.
Nitre purifié Gr. vj.
Cassonade ʒß.
Huile d'amandes douces ʒj.
Esprit de Nitre dulcifié gutt. xij.

Potion stomachique & carminative.

℞. Infusion des Espèces stomachiques & carminatives ʒvj.
Confection Hyacinthe ʒj.
Cassonade ʒvj.
Eau de Canelle orgée ʒij.

Potion vermifuge.

℞. Semen contra ʒj.
Coraline de Corse ʒß.

Suc de Citron ℥ß.
Mêlez dans tifane fimple acidulée ℥iv.

Potion abforbante.

℞. Eau de Bourrache
———— de Buglofſe   } *aa* ℥ij.
Yeux d'Écréviſſes
Corail préparé   } *aa* ʒß.
Syrop de Guimauve ℥j.
A prendre par cuillerées.

Potion anti-fpafmodique.

℞. Eau diftillée de Tilleul ℥iv.
Eau de Canelle orgée ʒj.
Syrop de Stoecas ℥j.
Liqueur minérale anodine d'Hoffmam ʒß.
Mêlez ; à prendre par cuillerées.

Potion apéritive de rivière.

* ℞. Extrait de Houblon
Sel d'Abfinthe   } *aa* Gr. xij.
Sel de Mars de rivière Gr. iij.
Faites diffoudre dans Suc de Cerfeuil clarifié ℥iv.
Pour une dofe.

Potion contre le vomiſſement.

* ℞. Eau de Menthe diftillée ℥ij.
Eau de Canelle orgée ʒij.
Suc de Citron ℥j.
Laudanum liquide de Sydenham gutt. xx.
A prendre par cuillerées.

Loochs ; Juleps , Mixtures.

Le Looch eſt une compofition qui par ſa confiftance tient le milieu entre l'Électuaire & l'Opiat, & qui eſt fait avec des

Syrops

Syrops mêlés avec des Huiles & des Mucilages, auxquels on ajoute des Poudres, & fuivant l'exigence, à prendre par cuillerées. La mixture eft faite avec les Teintures fpiritueufes, les Eaux diftillées, les Élixirs, les Huiles aromatiques, les Sels volatils, en petites dofes, & en manière de liqueur. Le Julep eft plus agréable, parce qu'on y joint quelque Syrop. On le fait avec des Eaux diftillées & des infufions ou décoctions de plantes, auxquelles on ajoute le Syrop, &c.

Looch commun.

* R. Huile d'amandes douces ℥ij.
Syrop de Guimauve ou de Tuffilage ℥j.
A prendre par cuillerées.
On peut y ajouter, fuivant le befoin, Syrop de Diacode ℥ß.

Looch anti-afthmatique.

* R. Oximel fcillitique ℥jß.
Eau de Canelle orgée ʒij.
Syrop d'Eryfimum, ou de Marrube, ou de Lierre terreftre, ℥j.
A prendre par cuillerées.

Looch aftringent.

R. Eau de Plantain, ou la décoction des feuilles ℥iij.
Mucilage de Pfyllium, extrait dans l'eau de Rofes ℥ij.
Alun de Roche purifié ℈j.
Syrop de grande Confoude
——— de Rofes rouges } $\overline{aa}$ ℥iij.
A prendre par cuillerées.

Julep anodin.

R. Eau diftillée de Laitue
· ——— d'Endive } $\overline{aa}$ ℥iij.
Syrop de Diacode ℥j.
Ou Laudanum liquide gutt. xij.

H

A prendre en deux ou trois fois, de quatre en quatre heures.

Julep anti-dyssenterique.

℞. Eau de Plantain
———— de Roſes   } $\overline{aa}$ ℥ij.
   Teinture de Cachou gutt. xx.
   Huile d'amandes douces
   Syrop de Diacode   } $\overline{aa}$ ℥j.
   A prendre de quatre en quatre heures, en deux ou trois fois.

Julep diurétique.

* ℞. Eau diſtillée de Pariétaire ℥viij.
   Syrop de Capillaires ℥jß.
   Eſprit de Nitre dulcifié *ad gratam aciditatem*, ou gutt. xv.

Mixture céphalique.

℞. Eau de fleurs d'Oranges cochl. j.
   Eſprit de Sel ammoniac, depuis gutt. x, juſqu'à gutt. xv.
   Pour une doſe.

Mixture anodine.

℞. Eau diſtillée de Nénuphar
———— de Lys   } $\overline{aa}$ ℥ij.
   Laudanum liquide gutt. xl.
   A prendre en quatre fois, de deux en deux heures.

Des Émulſions.

L'Émulſion eſt une liqueur blanche comme du lait, formée par le mélange de quelques ſubſtances qui contiennent un mucilage & une huile non combinée avec l'eau; de ſorte que le mucilage étend & y ſoutient l'huile, ce qui trouble cette liqueur, & lui donne la couleur émulſive. La plupart des graines & des femences ; toutes les gommes-réfines & les fucs gommo-réfineux, le blanc d'œuf, font autant de matières émulfives.

Émulfion fimple.

R̃. Des quatre Semences froides majeures ʒiv.
    Graine de pavot blanc ʒij.
    Amandes douces n.° xij.
    Eau ℔ij.
    Caffonade ℥j ou ij.
    Nitre purifié G. xij.
    Ou plus, felon le befoin.
    Faites une Émulfion. f. a.

Émulfion narcotique.

R̃. Émulfion fimple ℥viij.
    Diffolvez Opium Gr. j.
    Ou ajoutez Syrop de Diacode ℥ß ou ʒvj.

Émulfion aftringente.

R̃. Émulfion fimple ℥viij.
    Diffolvez Cachou brut Gr. x.

Des Bouillons médicinaux.

Ces Bouillons font des décoctions à lente ébullition de matières animales avec différentes plantes, auxquelles on ajoute les poudres, fucs, ou autres remèdes appropriés.

Bouillons altérans.

R̃. Feuilles de Bourrache
    ———— de Buglolfe
    ———— de Chicorée fauvage $\Big\}$ $\overline{aa}$ Mj.
    ———— de Piffenlit
    Rouelle de veau ℔ß.
    Eau de rivière ℔jß, réduite à un bouillon. On peut y
      ajouter Sel d'Ebfom ʒj ou ʒij.

H ij

Bouillon apéritif.

* ℞. Racine de Patience fauvage sèche ℥ß.
——— de grande Chélidoine ʒij.
Feuilles de Scolopendre
——— de Cerfeuil } $\overline{aa}$ Mß.
Veau ℔ß.
Eau ℔j, réduite à un bouillon

Après l'avoir exprimé, ajoutez fuc de Cloportes, depuis ʒij jufqu'à ℥ß ; Tartre martial, ou Tartre vitriolé, ou Crême de Tartre, ou Sel végétal ʒß *(a)*.

Bouillon pectoral.

* ℞. La moitié d'un mou de veau,
Un Choux pomme rouge, } coupés par morceaux
Pulmonaire tachée Mj.

Faites cuire doucement avec eau ℔iij, pour deux bouillons d'une livre chacun.

Ajoutez à l'expreffion, fucre ℥ß.

Bouillon d'Écreviffes.

℞. Écreviffes lavées dans l'eau chaude n.° vj.
Pilez-les toutes vives, & faites-les cuire pendant trois heures dans ℔iij d'eau de veau.
Ajoutez fur la fin
Racine de Bardane ℥j.
Paffez, & partagez en deux bouillons.

Bouillon de Vipère.

* ℞. Vipère vivante
Coupez tête & queue.
Écorchez & videz, en laiffant le cœur & le foie.

(a) Ces Bouillons doivent fervir de modèles pour les autres qui fe font avec les plantes.

Coupez-la par tranches & mettez dans un pot de terre
   vernifſé rempli d'eau commune ℔ij ; couvrez & lutez
   le couvercle.

Faites bouillir pendant trois heures au bain-marie.

A donner en deux priſes.

Bouillon de Tortue.

* ℞. Poulet écorché
    Tortue tirée de ſa coquille   } Coupez tête, queue & pattes.

Faites bouillir pendant quatre heures avec ℔jſß d'eau, dans un
pot de terre vernifſé ; ajoutez ſur la fin, Feuilles de Bourrache &
de Chicorée ſauvage, $\overline{aa}$ Mſß.

Bouillon de Colimaçons & de Grenouilles.

* ℞. Colimaçons tirés de leurs coquilles n.° xij.
    Lavez dans l'eau bouillante.
    Pattes de Grenouilles n.° x.
    Mêlez avec Feuilles de Laitue ou d'Endive, Mj.
    Faites bouillir au bain-marie avec ℔jſß d'eau, dans un pot
    de terre vernifſé & luté, juſqu'à confiſtance de bouillon.

Des Sucs d'Herbes.

On extrait le ſuc des plantes récentes, ſoit pour les donner
ſous cette forme, ſoit pour en tirer le ſel eſſentiel, ſoit pour
faire des Syrops & des Extraits. On pile la plante dans un mortier de
marbre, on exprime enſuite ; la liqueur eſt trouble, on la clarifie.

La manière de faire cette extraction diffère, ſelon la nature des
plantes. Les unes fourniſſenr ſi peu de ſuc, qu'en les piſant,
il faut y ajouter un peu d'eau ; les autres ont tant de mucilage
épais, que pour le délayer il faut faire la même addition.

Le ſuc d'une plante eſt la collection de ſes principes prochains
ſolubles dans l'eau, tels que le ſavon végétal extractif, la ſubſtance
mucilagineuſe, le principe odorant, toutes les parties ſalines qui
reſtent diſſoutes dans l'eau de végétation. Outre cela, il retient

une portion de la réfine & de la partie colorante verte de la plante qui n'eft qu'interpofée, mais qui tient cependant affez fortement, pour qu'elle ne s'en fépare pas par la filtration.

Les fucs acides & peu mucilagineux, fe clarifient par le feul repos ou la réfidence, & par une légère chaleur. Tous les autres qui n'ont fubi que cette voie, fe nomment dépurés. Les fucs des plantes qui contiennent des principes volatils falins, fe clarifient par la feule immerfion du vafe dans l'eau bouillante, & l'on conferve ces principes dans lefquels réfide leur vertu, en tenant ce vafe fermé.

La fermentation eft un autre moyen de clarification, mais elle a des inconvéniens qui l'ont fait abandonner.

La voie la plus ordinaire eft de faire bouillir les fucs qui ont beaucoup de mucilage, avec un blanc d'œuf qui s'unit avec les parties mucilagineufes, réfineufes & terreufes, ou d'en faire une décoction avec la Crême de Tartre.

Sucs anti-fcorbutiques.

* ꝶ. Feuilles vertes de Creffon
    ——— de Cochléaria   } $\overline{aa}$ quantité fuffifante
    ——— de Beccabunga } & égale.

Pour faire fept à huit onces de fuc, dont la dofe eft de ʒij ou ʒiij, foir & matin, en ajoutant à chaque dofe, Syrop anti-fcorbutique ʒß.

Autres.

ꝶ. Feuilles vertes de Cerfeuil
    ——— de Cochléaria } $\overline{aa}$ quantité égale.
    ——— de Fumeterre }

Pour extraire douze onzes de fuc.

Ajoutez après la clarification, Sel de Glauber ou Terre foliée de Tartre, ʒj, à prendre en trois dofes, toutes les quatre heures.

Sucs apéritifs.

* ꝶ. Feuilles vertes de Chicorée
    ——— d'Ache } $\overline{aa}$ Mjß.

Mêlez à ces herbes hachées Suc de Cloportes écrasées ℥ß.

Safran de Mars apéritif ʒj.

Faites digérer pendant la nuit, tirez ensuite le suc.

Pour deux doses.

Sucs astringens.

* ℞. Ortie grièche q. s. pour ℥iv de suc.

    Dépurez.

    Ajoutez Syrop de Roses sèches ʒvj.

    Pour une dose.

Autres.

℞. Feuilles d'Ortie & de Plantain q. s. pour ℥iv de suc.

    Dépurez.

    Ajoutez Sang-Dragon Эj.

    Alun crud Gr. vj.

Des Extraits, Tablettes, Mucilages, Conserves, Miels.

Ces préparations peuvent bien se faire tout de suite, au gré du Médecin; mais celles dont on se sert ordinairement sont officinales, & on les trouve toujours toutes prêtes.

Vins magistraux.

Ces préparations sont celles qui se font sur le champ, au gré du Médecin; ce sont des Infusions & des Décoctions des différentes substances médicamenteuses, avec le vin rouge & le blanc.

Vin de Quinquina, simple.

℞. Kina grossièrement pulvérisé ℥ij.

    Vin rouge ℔ij.

Faites infuser pendant trente ou quarante heures dans un vase bien bouché.

La dose est de ℥ij ou ℥iij, plusieurs fois par jour.

Vin de Quinquina, composé.

* ℞. Kina ℥ß.

Serpentaire de Virginie ʒij.

Feuilles d'Abſinthe vertes Mj.

Vin rouge ℔ij.

Faites infuſer pendant la nuit.

La doſe eſt de ℥j ou ℥ij.

ou

℞. Kina ʒvj.

Caſſia lignea ʒij.

Sel de Tartre ʒj.

Vin blanc ℔ij.

Faites infuſer pendant la nuit.

La doſe eſt depuis ℥ij juſqu'à ℥iv.

Vin tonique ou ſtomachique.

* ℞. Kina ℥j.

Racine d'Aunée ℥ß.

Sommités de petite Abſinthe Mß.

Limaille d'acier dans un nouet ℥j.

Sel de Tartre ʒj.

Faites infuſer pendant ſoixante-douze heures dans vin blanc ℔ij.
Doſe, ℥ij juſqu'à ℥iv.

Vin apéritif.

* ℞. Iris de Florence ℥ij

Racine d'Aunée

———— de Scille $\Big\}$ $\overline{aa}$ ℥ß.

Écorce moyenne de Sureau ℥jß.

Feuilles de Séné ℥ij.

Faites infuſer pendant quarante-huit heures dans quatre livres
de vin blanc.

La doſe eſt depuis ℥iij juſqu'à ℥iv, le matin.

Vin diurétique.

℞. Sel lixiviel d'Abſinthe ou de Genêt ʒij.

Diſſolvez dans vin blanc ℔j.

A prendre en trois ou quatre doſes, dans la journée.

Vin

Vin aromatique pour l'extérieur.

* ℞. Racine d'Ariftoloche ronde ʒj.

    Feuilles de Romarin
    ———— de Bugle   } $\overline{aa}$ Mj.
    ———— d'Aigremoine
    Rofes rouges   } $\overline{aa}$ Mß.
    Sommités de Millepertuis

Faites bouillir dans une livre & demie de vin blanc, réduite à ℔ j
On peut ajouter à la colature

    Teinture de Myrrhe   } $\overline{aa}$ ʒj.
    ———— d'Aloès

Des Hydromels.

L'Hydromel fimple donnera l'idée de cette efpèce de compofition.

Hydromel fimple.

℞. Miel de Narbonne ʒij.

    Faites bouillir dans eau commune ℔iv, jufqu'à ce qu'il foit bien écumé.

Hydromel pectoral, adouciffant.

℞. Hydromel fimple ℔iij.

    Faites bouillir avec Raifins de Damas fecs ʒij.
    Orge mondé Mß.

Hydromel pectoral, incifif.

* ℞. Orge mondé, ʒß.

    Racine d'Aunée   } $\overline{aa}$ ʒj.
    Iris de Florence
    Feuilles de Tuffilage   } $\overline{aa}$ Mj.
    ———— de Velar
    Semences d'Anis ʒj.

    Faites bouillir dans eau ℔iij réduites à ℔ij.

    Ajoutez Miel de Narbonne, ʒij.

Faites cuire le tout, jufqu'à ce que la liqueur foit écumée.

Hydromel pectoral, vulnéraire.

℟. Miel de Narbonne ℥ij.
    Faites bouillir dans eau ℔v réduites à ℔iv.
    Et écumez.
    Ajoutez fur la fin Feuilles de Lierre terreftre Mj.

Des Teintures magistrales.

La Teinture eft une liqueur fpiritueufe dans laquelle les fubftances réfineufes & gommo-réfineufes font en diffolution. La plupart des remèdes qui portent ce nom, font officinaux, comme on a pu le voir dans la Table alphabétique & dans les Claffes ci-deffus.

Teinture stomachique.

℟. Racine de Gentiane
    Écorce sèche de Citron   } $\overline{a}\overline{a}$ ℥ij.

Faites infufer, au bain de fable, dans un vafe bien clos, pendant quarante-deux heures, dans ℔j d'efprit-de-vin. On donne depuis gutt. xij, jufqu'à gutt. xx, de la colature dans vin ℥ij.

Teinture astringente.

℟. Rofes rouges, depuis ℥ß, jufqu'à ℥j.
    Faites infufer dans efprit-de-vin ℔ij.
    Ajoutez Sang-Dragon ℥ß.

Après une infufion de vingt-quatre heures, paffez la liqueur.

La dofe eft depuis gutt. xv, jufqu'à gutt. xxx, dans un véhicule aqueux ou vineux.

Des Poudres.

La plupart des fubftances médicamenteufes des trois règnes, peuvent fe réduire en poudre, être mêlées enfemble par ce moyen, pour former des remèdes, tant officinaux, que magiftraux, fous cette forme, & pour être d'ailleurs pris fous différentes autres, tant liquides, que sèches, &c.

Poudre absorbante.

℞. Corail rouge, yeux d'Écréviſſes $\overline{aa}$ ℥j.

    Magnéſie ℥ß.

Mêlez le tout & réduiſez en poudre.

La doſe eſt depuis Gr. xij juſqu'à ʒß, à prendre dans un véhicule aqueux, ou en bol.

Poudre d'Arum ou apéritive.

* ℞. Racine d'Arum ℥ij.

    ———— de Calamus aromaticus ℥j.

    Canelle

    Coquilles d'œufs   } $\overline{aa}$ ℥ß.

Faites du tout une poudre très-fine, à laquelle vous joindrez,

    Tartre vitriolé ʒij.

La doſe eſt depuis ʒß, juſqu'à ʒj.

On peut ajouter à chaque doſe, Safran de Mars apéritif, depuis

    Gr. xv, juſqu'à Gr. xx.

Poudre tempérante.

* ℞. Nitre purifié Gr. x.

    Camphre Gr. vj.

Mêlez, pour une doſe.

Poudre anti-ſpaſmodique.

* ℞. Nitre purifié ℥iij.

    Tartre vitriolé ℥ij.

    Cinabre factice ʒj.

Triturez les ſels en poudre ; ajoutez le Cinabre, juſqu'à ce que la poudre ait pris une couleur rouge.

La doſe eſt depuis Gr. xij, juſqu'à Əj.

Poudre aſtringente.

* ℞. Racines de Tormentille

    ———— de Biſtorte   } $\overline{aa}$ ℥ß.

Semences de Taliĉtron
  ——— d'Épine vinette
Fruits de Sumach
Fleurs sèches de Roſes rouges   } $\overline{aa}$ ʒij.
Sang-Dragon , ʒiij.
Corail rouge
Cachou
Maſtic
Succin jaune   } $\overline{aa}$ ʒjß.
La doſe eſt depuis Gr. x , juſqu'à ʒß.

Poudre purgative.

℞. Séné & Rhubarbe en poudre, $\overline{aa}$ ʒj.
Jalap ʒij.
Diagrède ʒj.
Crême de Tartre ʒj.
Semences d'Anis ʒj.
La doſe eſt depuis Gr. xv , juſqu'à Əij.

Poudre hydragogue.

℞. Semences d'Hyèble   } $\overline{aa}$ ʒj.
Racine de Jalap
Turbith   } $\overline{aa}$ ʒß.
Canelle & Macis
Sel végétal ʒj.
La doſe eſt depuis Gr. xviij , juſqu'à Əij.

Poudre purgative contre la goutte.

℞. Séné   } $\overline{aa}$ ʒß.
Salſepareille
Semences de Chardon bénit   } $\overline{aa}$ ʒij.
  ——— de Cartame
Rhubarbe
Scammonée   } $\overline{aa}$ ʒj.
Canelle

La dofe eft de ʒj , infufé pendant vingt-quatre heures dans un verre de vin blanc.

Poudre apéritive & ftomachique contre l'iclère.

* ℞. Rhubarbe en poudre ʒj.
    Safran de Mars apéritif ʒjß.
    Caffia lignea ʒj.
La dofe eft de ꝫj.

Poudre contre les vers.

* ℞. Coralline de Corfe
    Semences de Barbotine   } $\overline{aa}$ ℥ß.
    Mercure doux ꝫij
La dofe eft depuis Gr. vj , jufqu'à ꝫj.

Des Bols.

Les Bols font des préparations magiftrales qui fe font fur le champ, dont la forme eft plus molle que celle des pilules, & qui ne different de celles-ci que parce qu'on n'en prépare pas une auffi grande quantité à conferver. Ils font compofés de fubftances des trois règnes, incorporées avec fuffifante quantité d'Extraits, de Conferves, de Syrops, d'Électuaires & d'Opiats, &c.

Bol fondant.

* ℞. Panacée mercurielle Gr. iv.
    Tartre martial Gr. xx.
    Syrop des cinq Racines apéritives, f. q. pour une dofe.

Bol fondant, purgatif.

* ℞. Mercure doux
    Jalap   } $\overline{aa}$ Gr. x.
    Scammonée Gr. vj.

Bol anodin.

℞. Confection Hyacinthe ꝫj.

Nitre purifié Gr. iv.
Opium Gr. j.

Bol anti - dyſſentérique.

* ℞. Diaſcordium Gr. xx.
Cachou brut
Corail rouge préparé   } $\overline{aa}$ Gr. vj.

Bol purgatif de Tribus.

℞. Mercure doux Gr. x.
Poudre *de Tribus* ou Cornachine
Jalap en poudre   } $\overline{aa}$ Gr. xviij.
Syrop de Nerprun q. ſ.

Bol vermifuge.

* ℞. Æthiops minéral Əj.
Semences de Barbotine Gr. xij.
Aloès ſoccotrin Gr. ij.
Huile eſſentielle d'Abſynthe, gutt. iij
Miel commun, ſ. q.

Bol hydragogue.

℞. Aloès ſoccotrin Gr. xv.
Gomme - gutte Gr. ij.
Mercure doux Gr. vj.
Diagrède Gr. viij.
Huile eſſentielle de Genièvre gutt. viij.
Syrop de Nerprun q. ſ.

Bol anti - aſthmatique.

℞. Soufre lavé ʒiij.
Fleurs de Benjoin ʒß.
Sel volatil de Succin ʒij.
Gomme ammoniaque ℥ß.
Conſerve d'Aunée ſ. q.
Pour Bols xxxvj, à prendre un par jour.

Bol apéritif.

℞. Gomme ammoniaque } $\overline{aa}$ Gr. xij.
   Safran de Mars apéritif

Sel de Glauber Gr. xv.

Mercure doux Gr. vj.

Syrop des cinq Racines apéritives f. q.

A prendre en trois ou quatre dofes.

Bol fébrifuge.

℞. Kina pulvérifé ℈j.

Nitre purifié Gr. vj.

Syrop d'abfynthe q. f. dofe à prendre plufieurs fois par jour.

Bol ftomachique.

℞. Poudre des efpèces amères ℈j.

Æthiops martial Gr. vj.

Élixir de propriété gutt. ij.

Extrait de Genièvre q. f.

Pour deux dofes.

Bol béchique , incifif.

℞. Beurre de Cacao Gr. xij.

Safran oriental Gr. ij.

Scille préparé, Gr. iv, ou Kermès minéral, Gr. j.

Syrop de Guimauve q. f.

Bol aftringent dans la gonorrhée.

℞. Baume de Copahu gutt. xij.

Sucre q. f.

Bol de Térébenthine.

℞. Térébenthine } $\overline{aa}$ Gr. xviij.
   Savon blanc

Caffonade q. f.

Roulez dans la poudre de Régliffe.

Pilules.

Les Pilules ont la même compofition que les Bols ; mais elles ont une confiftance plus ferme, & on en prépare une plus grande quantité, pour conferver & prendre pendant un certain temps.

Pilules anti-dyffentériques.

℟. Ipécacuanha en poudre ʒj.

Thériaque, ʒijſ, pour former quarante-huit Pilules, à prendre quatre par jour.

Pilules purgatives ſtomachiques.

* ℟. Aloès foccotrin ʒj.

Turbith , ʒij.

Rhubarbe
Jalap ⎫ $\overline{aa}$ ʒj.

Tartre foluble ʒj.

Canelle ʒſ.

Élixir de propriété gutt. x.

Extrait de Gentiane f. q.

Pour une maffe, la dofe eft de quatre, jufqu'à huit grains, à prendre deux à trois fois par jour : on continue plufieurs jours de fuite, quand il s'agit feulement de fortifier l'eftomac. Si on veut les rendre purgatives, on en prend depuis Əj, jufqu'à ʒj, deux jours de fuite.

Pilules hydragogues.

* ℟. Elaterium ou Suc de Conçombre
　　fauvage
Gomme-gutte ⎫ $\overline{aa}$ ʒij.
Tartre martial foluble

Jalap
Gomme ammoniaque ⎫ $\overline{aa}$ ʒiij.

Extrait panchimagogue
Trochiques alhandal ⎫ $\overline{aa}$ ʒj.

Canelle pulvérifée ʒjſ.

Syrop de Nerprun q. f.

Pour une maffe de Pilules : la dofe, depuis ʒſ, jufqu'à Əij.

Pilules

Pilules ictériques.

* ℞. Graine d'Aquilegia ou d'Ancolie pulvérisée ℥vj.
  Savon pur ℥jß.
  Safran de Mars apéritif ʒß.
  Sel d'Ebſom ʒiij.
Faites une maſſe, dont la doſe ſera depuis Əj, juſqu'à Əij.

Pilules diurétiques.

℞. Écorces de fèves de marais ℥ij,
  Nitre purifié ʒvj.
  Sel volatil de Succin ℥ij.
  Térébenthine q. ſ.
Faites une maſſe, dont la doſe eſt depuis Gr. xv, juſqu'à ʒß, deux
ou trois fois par jour.

Pilules calibées.

* ℞. Æthiops martial ℥j.
  Canelle en poudre
  Extrait de petite Centaurée   } $\overline{aa}$ ʒj.
  Miel commun q. ſ.
Faites une maſſe, dont on donnera depuis Gr. xviij, juſqu'à Əij.

Pilules aſtringentes dans la gonorrhée.

* ℞. Corail rouge préparé
  Sang - Dragon   } $\overline{aa}$ ʒj.
  Cachou
  Succin préparé   } $\overline{aa}$ ʒß.
  Baume de Copahu

Pilules anti-ſpaſmodiques.

℞. Succin préparé Gr. viij.
  Poudre de guttete Gr. xij.
  Safran oriental Gr. iij.
  Miel commun q. ſ. pour une doſe.

Pilules apéritives dans les obstructions du foie.

* ℞. Savon d'Alicanthe ℥ij.

Safran de Mars apéritif

Gomme adraganth } $\overline{aa}$ ℥ij

Faites des pilules de Gr. viij.

La dose est deux ou trois pilules, à prendre plusieurs fois dans le jour.

Pilules de Ricin.

℞. Ricin mondé & tiré de son écorce ℥ij.

Canelle ℥ß.

Agaric

Iris de Florence } $\overline{aa}$ ℥j.

Mercure doux ʒij.

Crême de Tartre ℥ij.

Kina Kina ℥ß.

Mêlez le tout réduit en poudre, avec s. q. de syrop de Nerprun, pour former une masse, dont on prendra depuis Gr. xx, jusqu'à Gr. xxx.

Pilules incisives.

* ℞. Racine d'Arum pulvérisé Gr. x.

Poudre de Scille Gr. viij.

Kermès minéral

Poudre d'Ipécacuanha } $\overline{aa}$ Gr. vj.

Gomme ammoniaque ʒj.

Syrop d'Erysimum q. s.

La dose est de Gr. vj, deux ou trois fois par jour.

Des Opiats.

Les Opiats font des mélanges des différentes substances médicamenteuses, sous une forme moins solide que les bols, & qu'on prépare en plus grande quantité, comme à la dose de ℥iv ou ℥viij, pour plusieurs prises.

Opiat apéritif & purgatif.

℞. Safran de Mars apéritif ℥ß.
   Séné pulvérifé ʒij.
   Rhubarbe pulvérifée ʒj.
   Sel de Glauber ʒij.
   Racine de Jalap ʒj.
   Hirca piera Ʒj.
   Gomme ammoniaque ʒjß.
Incorporez avec f. q. de miel commun : la dofe eft de ℥jß.

Opiat fébrifuge purgatif.

℞. Kina pulvérifé ℥j.
   Racine de Gentiane
   Sommités de petite Centaurée   } $\overline{aa}$ ʒj.
   Germandrée
   Aloès
   Jalap   } $\overline{aa}$ ʒjß.
   Safran de Mars apéritif
   Sel de Glauber ℥ß.
Incorporez avec f. q. de fyrop mercurial.
On en prendra ʒß, quatre fois par jour.

Opiat vermifuge & purgatif.

℞. Confection Hameck ℥ß.
   Mercure doux Ʒij.
   Coralline préparée Gr. lx.
Incorporez avec f. q. de firop de Nerprun.
La dofe eft de ʒj.

Opiat contre le Ver folitaire.

℞. Aloès Soccotrin   } $\overline{aa}$ ℥ß.
   Affa fœtida
   Huile effentielle de Romarin ʒj.

K ij

Conferve d'Abfynthe ʒij.

Racine de Jalap en poudre ʒij

Faites un Opiat avec f. q. de firop de Nerprun.

La dofe eft de ʒj, le matin & le foir, en buvant par-deffus, pendant dix jours, fix onces d'une décoction de racines de fougère mâle, & en prenant le onzième jour, le bol fuivant.

℞. Gomme gutte Gr. xij.

     Semence de Coloquinte n.° ij.

     Huile effentielle de Tanéfie gutt. iij.

Faites avec f. q. de fyrop d'Abfynthe, deux bols pour une dofe, en buvant par-deffus un verre de décoction de fougère.

Opiat ftomachique.

℞. Conferve d'Aunée

     ———— d'Abfynthe   } $\overline{aa}$ ʒvj.

     Extrait de Gentiane ʒj.

     Sel d'Abfynthe

     Canelle   } $\overline{aa}$ ʒj.

     Syrop d'Abfynthe q. f. la dofe ʒj.

Opiat incifif.

℞. Fleurs de foufre ʒiv.

     Iris de Florence ʒj

     Succin ʒß.

     Myrrhe

     Benjoin   } $\overline{aa}$ ʒj.

     Oximel fcillitique, f. q. la dofe eft de ʒj foir & matin.

On peut ajouter à chaque dofe Gr. ß. de Kermès minéral.

Opiat aftringent.

* Conferve de Rofes rouges ʒj.

     Corail préparé

     Sang - Dragon   } $\overline{aa}$ ʒj.

Cachou pulvérifé ʒß.

Syrop de Coing, q. f. la dofe eft de ʒß, trois ou quatre fois par jour.

Opiat purgatif dans la gonorrhée.

℞. Térébenthine de Venife
    Pulpe de Caffe   } $\overline{aa}$ ℥ij.
    Crême de Tartre ℥ß.

Mêlez le tout, la dofe eft de ʒj, trois ou quatre fois par jour.

Opiat favonneux kalibé.

* ℞. Extrait de Camomille
    ———— de Mélilot   } $\overline{aa}$ ʒij.
    ———— de Gentiane
    Æthiops martial ʒj.
    Savon médicinal ℥j.
    Extrait de Genièvre q. f.

A prendre ʒß, trois ou quatre fois par jour.

Des Gargarifmes.

Ces remèdes font des décoctions de plantes, dont on fe fert pour la bouche & l'arrière-bouche dans leurs maladies.

Gargarifme ordinaire.

℞. Orge perlé   } $\overline{aa}$ ℥j.
    Racine de Guimauve

Faites bouillir doucement dans l'eau ℔ijß, réduites à ℔ij.

Ajoutez à la colature fyrop de Mûres ℥jß.

Gargarifme adouciffant.

℞. Figues graffes n.° vj.

Faites cuire dans eau commune & lait récent $\overline{aa}$ ℥x, pendant un quart-d'heure.

Gargarifme déterfif.

℞. Orge entier ℥j.

Faites cuire dans eau commune ℔jſs.

Sur la fin de l'ébullition, ajoutez

Feuilles de Ronces
———— d'Aigremoine } $\overline{aa}$ Mj.

Et à la colature, Miel roſat ʒſs.

Eſprit de Vitriol, juſqu'à une agréable acidité, ou gutt. xxx.

Gargariſme pour les ulcères de la bouche.

* ℞. Orge entier ʒſs.

Roſes rouges ʒiij.

Feuilles de Ronces
Écorces d'Orme récentes } $\overline{aa}$ ʒij.

Faites bouillir dans eau commune ℔jſs réduites à ℔ij.

Ajoutez à la colature, Alun de roche ʒj.

Miel blanc ʒj.

Teinture de Cachou
Eſprit de Vitriol } $\overline{aa}$ gutt. xxx.

Gargariſme anti-ſcorbutique.

* ℞. ℔ij De la décoction faite pour le gargariſme précédent.

Verſez-là bouillante ſur Cochléaria frais Mij.

Creſſon Mj.

Sel ammoniac ʒſs.

Coulez avec expreſſion la liqueur refroidie.

Ajoutez Eau-de-Vie camphrée ʒij.

Eſprit de Cochléaria ʒſs.

Gargariſme aſtringent.

℞. Feuilles de Plantain Mſs.

Fleurs de Roſes rouges
———— de Grenades } $\overline{aa}$ Mij.

Fruits de Sumach ʒiij.

Faites bouillir légèrement dans eau commune ℔ijſs réduites à ℔ij.

Ajoutez Eau de Rabel gutt. xI.
Syrop de Grenades ℥jß.

Des Collyres.

Cette efpèce de remède eft confacré aux maladies des yeux, &
elle eft compofée de liqueurs diftillées, ou de décoctions, dans lefquelles
on fait fondre, ou on mêle diverfes autres fubftances des trois règnes.

Collyre tempérant.

℞. Eau de frai de Grenouilles diftillée ⎫
——— de Morelle diftillée ⎬ $\overline{aa}$ ℥iij.
    Mêlez-y un blanc d'œuf; battez le tout, & ajoutez Sel de
    Saturne, Gr. xij.

Collyre réfolutif.

* ℞. Eau de Fenouil ⎫
——— de Rhue, diftillées ⎬ $\overline{aa}$ ℥iij.
Iris en poudre ℈j.
Camphre ⎫
Safran oriental ⎬ $\overline{aa}$ gr. viij.
Efprit de Vin ʒj
Sucre candi ℈j.

Collyre aftringent.

℞. Eau diftillée de Rofes rouges ⎫
——— de Plantain ⎬ $\overline{aa}$ ℥vj.
Tuthie préparée ʒj
Vitriol blanc ou Couperofe Gr. x.
Alun crud, Gr. vj.

Des Lavemens.

Lavement fimple.

℞. Eau commune ou décoction d'une poignée de Son, ou d'une
    once de Graine de Lin, ℔j.

Lavement émollient.

℞. Herbes émollientes Mj.
 Faites bouillir dans ℔ß , d'eau réduites à ℔j.
 Ajoutez à la colature
 Miel commun ℥ij.
 Huile d'Olives ℥iij.

Lavement émollient purgatif.

℞. Herbes émollientes Mj.
 Faites bouillir comme ci-deſſus.
 Délayez dans cette décoction
 Miel mercurial ℥iij ou ℥iv.
 Ou Lénitif ℥j.
 Ou pulpe de Caſſe ℥ij.
 Ou Caſſe en bâtons concaſſée avec les pepins, juſqu'à ℥viij.

Lavement purgatif.

℞. Feuilles de Séné ℥iij.
 Herbes émollientes Mß.
 Faites bouillir avec ſ. q. d'eau
 Ajoutez Diaphénic ℥j.

Lavement purgatif fort.

℞. Séné ℥ß.
 Pulpe de Coloquinte enfermée dans un nouet ʒß.
 Faites bouillir dans eau commune ℔j℥iv réduites à ℔j.
 Ajoutez à la colature
 Vin émétique trouble ℥iij ou ℥iv.
 Et s'il y a colique des Peintres ,
 Huile de noix ℥iij.

Lavement de Tabac.

℞. Feuilles de Tabac sèches ℥j.
 Faites bouillir dans eau commune ℔jß réduites ℔ j.
 Exprimez fortement.

Lavement

Lavement anodin.

℞. Graine de Lin dans un nouet ℥j.
Faites bouillir dans ℔jß d'eau, réduite à ℔j.
Ajoutez
Huile d'Amandes douces ℥ij.
Philonium Romanum ʒj.
Ou Diascordium, ou Thériaque ʒij.
℞. Lait écrêmé tiède ℔j.
Ajoutez
Jaunes d'œufs n.° ij.
Syrop Diacode ℥j.

Lavement astringent.

℞. Espèces astringentes ℥j.
Versez dessus eau bouillante ℔j.
Laissez infuser ;
Ajoutez à la liqueur tiède
Diascordium ℥ß.

Lavement carminatif.

℞. Espèces carminatives ℥j.
Versez comme ci-dessus, ℔j d'eau bouillante ;
Ajoutez
Huile de baies de Laurier, exprimée, ℥j ou ℥ij.
Philonium Romanum ʒj.

Lavement anti-néphrétique.

℞. Racines de Guimauve sèches ℥ß.
Feuilles de Guimauve
——— de Mauve   } $\overline{aa}$ Mß.
——— de Pariétaire
Graine de Lin dans un nouet ʒij.
Faites bouillir dans ℔jß d'eau commune réduite à ℔j.

Ajoutez Térébenthine diſſoute dans un jaune d'œuf ℥j.
Huile de Noix ℥ij.

Lavement vermifuge.

* ℞. Racines de Fougère mâle ℥ß.
Faites bouillir comme ci-deſſus,
Ajoutez ſur la fin de l'ébullition
Feuilles & fleurs d'Abſynthe
———— de Tanéſie   } ⁻aⁱa pug. ij.
———— de Marrhube   }
Faites diſſoudre dans cette décoction
Huile de Millepertuis ℥iij.
Et, ſuivant le beſoin,
Hiera piera Ɔß ou Ɔj.

Lavement fébrifuge.

℞. Têtes de Pavot ʒij.
Écorce du Pérou groſſièrement pulvériſée ℥ß ou ℥j.
Faites bouillir dans ℔jß d'eau commune réduite à ℔j.

Des Cataplaſmes.

Cataplaſme émollient.

℞. Racines de Lys blanc & de Guimauve ⁻aⁱa ℥ij.
Feuilles de Mauve
———— de Guimauve
———— de Branche-urſine   } ⁻aⁱa Mj.
———— de Mercuriale
Faites bouillir dans ſ. q. d'eau, juſqu'à ce que le tout ſoit réduit
en une eſpéce de pâte.
Pilez & paſſez par un tamis.
Tout le monde connoît le Cataplaſme de Mie de pain.

Cataplasme maturatif.

℞ Racines d'Oignons cuits sous les
    cendres $\qquad$ } $\overline{aa}$ ℥iij.
    ———— de Lys blanc
    Feuilles d'Oseille Miv.
    Faites cuire doucement avec eau s. q.
    Pilez ensuite & mêlez exactement avec
    Miel commun.
    Graisse de Porc $\qquad$ } $\overline{aa}$ ℥iij.
    Ajoutez vieux levain
    Onguent Basilicum $\qquad$ } $\overline{aa}$ ʒij.

Cataplasme résolutif.

℞. Feuilles de Scordium, d'Absynthe & de Romarin $\overline{aa}$ Mj.
    Fleurs de Camomille
    ———— de Sureau $\qquad$ } $\overline{aa}$ pug. ij.
    ———— de Mélilot
    Semences de Fenugrec
    ———— d'Aneth $\qquad$ } $\overline{aa}$ ℥j.
    ———— de Cumin ℥ß.
Faites boüillir jusqu'à consistance de pâte, dans s. q. d'Oxymel
simple.
    Ajoutez à la Pulpe passée par un tamis,
    Farines d'Orobes & de Fèves $\overline{aa}$ ℥ij.
    Ajoutez à la décoction de ce cataplasme
    Camphre dissous dans l'Esprit-de-vin ʒj.
Ce Cataplasme est trop composé ; on peut y substituer le
suivant.
    ℞. Quatre farines résolutives ℔j.
    Faites cuire dans s. q. de vin rouge.
    Ajoutez Camphre dissous ʒj.

L ij

Cataplasme pour les yeux.

Ŗ. Pulpe de pomme molle rapée ou cuite f. q.
Lait f. q.
Faites cuire en confiftance de Cataplafme,
En ajoutant poudre de Safran oriental ʒſs.

Cataplasme pour l'Esquinancie.

Ŗ. Quatre farines réfolutives ℥iv.
Farine de Graine de lin ℥ſs.
Vinaigre de Sureau ℥j.
Huile de Lin f. q.

Des Injections.

Injection vulnéraire.

Ŗ. Efpèces vulnéraires ℥ſs.
Verfez deſſus eau bouillante ℔jſs, laiſſez infufer, & mêlez
Miel rofat ℥ij.

Injection astringente.

Ŗ. Décoction de Plantain ℔ſs.
Miel rofat ℥j.
Pierre médicamenteufe ʒſs.

Injection détersive.

* Ŗ. Racines d'Ariftoloche ronde concaſſées ℥j.
Faites bouillir avec
Feuilles d'Aigremoine Mj, dans ℔jſs d'eau réduite à ℔j.
Ajoutez fuivant le befoin
Teinture de Myrrhe, d'Oliban & d'Aloès $\overline{aa}$ ʒj.

Des Fomentations ou Lotions ou Embrocations, &c.

Linimens.

Les fomentations fe font avec des liqueurs dans lefquelles on rrempe des linges qu'on exprime fur la partie malade ; les linimens, avec des corps gras, huileux ou fpiritueux, avec lefquels on frotte la partie malade.

Fomentation émolliente.

℞. Feuilles de Guimauve 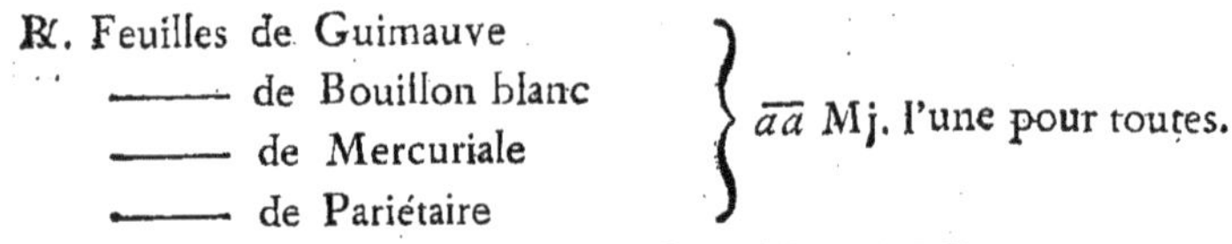
——— de Bouillon blanc
——— de Mercuriale
——— de Pariétaire } $\overline{aa}$ Mj. l'une pour toutes.

Racines de Guimauve & de Lys blanc $\overline{aa}$ ℥j.

Faites bouillir dans ℔x ou xij d'eau, jufqu'à confomption d'un tiers.

Fomentation réfolutive.

℞. Fomentation émolliente ℔viij.
Faites bouillir avec
Semences de Fenugrec
——— de Cumin, baies de
Laurier $\overline{aa}$ ℥j. } l'une pour toutes.
Fleurs de Sureau, de Mélilot,
——— de Camomille $\overline{aa}$ Mß.
Jufqu'à confomption d'un tiers.
Ajoutez fur chaque livre , eau-de-vie ℥vj.

Fomentation aftringente.

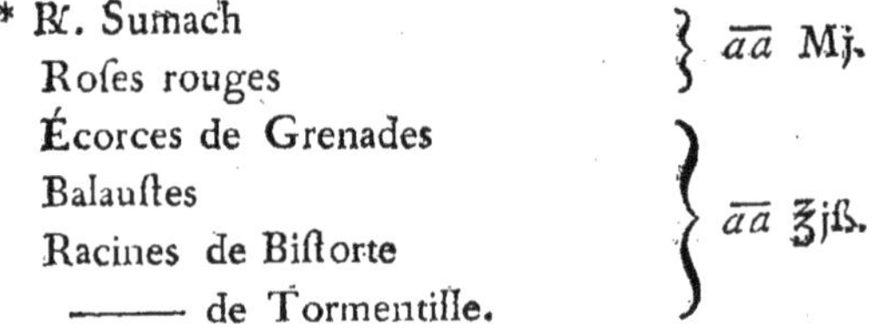

* ℞. Sumach
Rofes rouges } $\overline{aa}$ Mj.

Écorces de Grenades
Balauftes
Racines de Biftorte
——— de Tormentille. } $\overline{aa}$ ℥jß.

Vin rouge ℔vj , réduites à ℔iv.

On peut charger ce remède, les précédens & les fuivans, d'une moindre quantité de drogues, en augmentant la dofe de celles qui reftent.

Fomentation aromatique.

℞. Sommités de Lavande
——— d'Origan
——— de Marjolaine
——— de Menthe
——— de Romarin
——— d'Hyſope
——— d'Abſynthe

} $\overline{aa}$ Mß, ou l'une pour toutes.

Faites cuire dans ℔vj de vin rouge, réduites à ℔iv.

Fomentation contre la Gangrène.

* ℞. Kina groſſièrement pulvériſé ʒj.
Faites bouillir dans deux livres d'eau, pendant ſept à huit minutes.
 Ajoutez Eſprit de ſel ʒj
   Eſprit-de-vin camphré ʒij.

Liniment anodin.

℞. Onguent Populeum ʒj.
Huile d'Olives
Baume tranquille } $\overline{aa}$ ʒß.
Teinture anodine gutt. xv.

Liniment contre les douleurs de Rhumatiſme.

℞. Huile de Noix-muſcade } $\overline{aa}$ ʒj.
Baume tranquille
Camphre diſſous dans ſ. q. d'Eſprit-de-vin ʒj.
Eſprit volatil de Sel ammoniac } $\overline{aa}$ ʒj.
Huile de Térébenthine

Des Suppoſitoires.

Les Suppoſitoires ſont des compoſitions d'une conſiſtance molle ou ſolide, qu'on introduit dans l'anus, ſuivant le beſoin.

Suppofitoire anodin.

℞. Opium , Safran, Caftoreum $\overline{aa}$ Gr. vj.

Faites , avec du miel commun cuit, un fuppofitoire, à retirer après demi-heure de l'application.

Suppofitoire aftringent.

* ℞. Maftic
    Sang - Dragon   } $\overline{aa}$ ℈j.
    Poudre de femence de Sumach ℈ß.
    Faites avec q. f. de Miel cuit, un Suppofitoire.

Suppofitoire adouciffant.

℞, Beurre de Cacao , f. q. formé en Suppofitoire.

Suppofitoire irritant, pour exciter la garde-robe.

℞. Savon de Venife f. q. taillé en fuppofitoire, à retirer dès que la douleur eft vive.

Suppofitoire vermifuge.

℞. Suc d'Abfynthe épaiffi par la coction ℈ij.
    Myrrhe
    Aloès   } $\overline{aa}$ ℈ß.
    Miel cuit f. q.

Des Fumigations.

Fumigation contre la chute de l'anus.

℞. Encens, Succin, écorces de Grenades $\overline{aa}$ ʒß.

Faites de leur mélange une poudre groffière, dont le malade recevra la fumée par une chaife percée.

Fumigation mercurielle.

℞. Cinnabre factice ʒß.

Jetez à plufieurs reprifes cette dofe fur des charbons ardens, pour en faire recevoir la vapeur par une chaife percée, le malade étant bien couvert, & ayant la tête à l'abri de cette vapeur.

Fumigation réfolutive.

Ŕ. Maftic & Succin pulvérifés $\overline{aa}$ ʒß.

Jetez fur des charbons ardens, pour en faire recevoir la vapeur trois ou quatre fois par jour à la partie malade.

Fumigation contre la corruption de l'air.

Ŕ. Baies de Genièvre Mß.

Jetez fur un réchaud rempli de braife allumée, pour parcourir la falle, ou Ŕ. vinaigre q. f. mettez bouillir dans une phiole de verre fans bouchon, fur un réchaud.

Des Sternutatoires ou Ptarmiques.

Poudre fternutatoire.

Ŕ. Racines d'Iris de Florence ʒj.
   Feuilles de Bétoine Əij.
Réduifez en poudre, pour fervir en guife de tabac.

Autre.

Ŕ. Semences de moutarde
   Feuilles de marjolaine } $\overline{aa}$ ʒß.

Ŕ. Suc de Bétoine
   ——— de Marjolaine } $\overline{aa}$ parties égales.

A retirer par le nez.

Des Sinapifmes & Pédiluves.

On emploie la moutarde comme finapifme, en l'appliquant fur une partie où l'on veut attirer de la rougeur, ayant foin de ne la laiffer que le temps néceffaire pour produire cet effet. En voici d'autres.

Sinapifme.

* Ŕ. Mie-pain blanc ʒij.
   Poudre de femences de Moutarde ʒj.

Huile

Huile de Gérofle gutt. xxx.
Vinaigre ℥iij.
Miel ℥iv.

Autre.

℞. Vieux Levain aigri, Savon noir $\overline{aa}$ ℥ij.
    Pierre à cautère ʒſs.
    Vinaigre ℥ij : pour la plante des pieds.

Pédiluve pour la Goutte.

* ℞. Semences de Staphyſaigre
    ————— de Cévadille } $\overline{aa}$ ʒij.
    ————— de Moutarde
Faites bouillir dans ℔viij d'eau
Ajoutez Eſprit de ſel ℥jſs.

Pédiluve aromatique.

℞. Feuilles de Sauge
    ——— de Romarin } $\overline{aa}$ Mij.
Faites bouillir dans ℔ix d'eau réduites à ℔viij.

Des Syalagogues ou Remèdes propres à provoquer le flux de la ſalive.

Nouet ſyalagogue.

℞. Gérofle & Gingembre $\overline{aa}$ Əj.
    Pyrèthre ʒſs.
Enfermez dans un nouet pour mâcher.

Boule ſyalagogue.

℞. Pyrèthre
    Semences de Moutarde } $\overline{aa}$ ʒj en poudre.
    ——— de Staphyſaigre

M

Cire jaune, f. q. pour former une boule, à rouler dans la bouche.

Des Onguens.

Onguent contre la Galle.

* R'. Axonge préparée ℔j.
Fleurs de Soufre ℥iv.
Mêlez exactement.

Onguent pour la Brûlure.

* R'. Huile de Lin
——— de Sureau   } $\overline{aa}$ ℥iv.
Faites fondre enfemble.
Ajoutez vinaigre de Saturne ℥j.
Camphre ʒij.

Des Bougies.

Bougies defficatives.

* R'. Cire jaune ℔ij.
Extrait de Saturne, depuis ℥j, jufqu'à ℥iij, fuivant la force qu'on veut donner aux bougies; quand la liqueur eft fondue, on y plonge les linges pour faire les bougies.

Bougies vulnéraires réfolutives.

* R'. Emplâtre de Nuremberg f. q.
Quand il eft liquide, on y plonge les linges, pour en faire des bougies.

F I N.